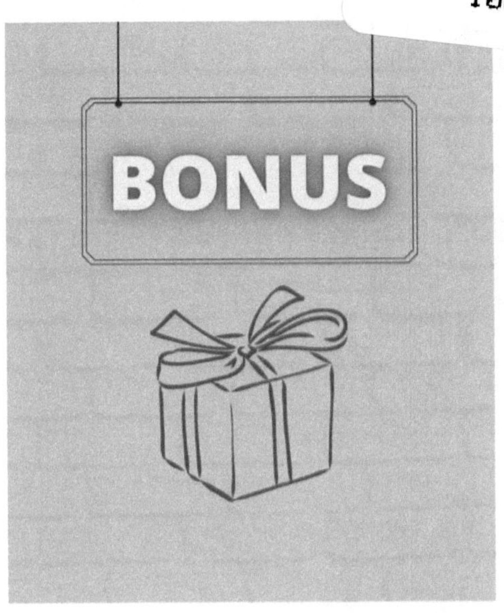

- **Guida Approfondita su Nutrienti e Superalimenti Antinfiammatori:** una guida dettagliata sui nutrienti essenziali e superalimenti antinfiammatori, con informazioni su come questi alimenti combattono l'infiammazione e su come incorporarli efficacemente nella dieta quotidiana.

- **Raccolta di Playlist Motivazionali:** come preparare una playlist musicale motivante per l'allenamento, la preparazione dei pasti o il relax. La musica può avere un grande impatto sull'umore e sulla motivazione; quindi, una selezione di playlist può aiutare a rimanere energici e positivi durante il programma.

- **Guida alla Mindfulness e Riduzione dello Stress:** una guida che introduce pratiche di mindfulness e tecniche di riduzione dello stress. Dal momento che lo stress può contribuire all'infiammazione, imparare a gestirlo è una componente cruciale per una vita sana.

- **Piani di Sostituzione per Allergie e Intolleranze:** un piano di sostituzione dettagliato per lettori con allergie alimentari, intolleranze o restrizioni dietetiche specifiche (come senza glutine, senza lattosio, vegetariano, ecc.). Questo piano può aiutare i lettori a modificare le ricette e i consigli del libro per adattarli alle loro esigenze senza compromettere i benefici antinfiammatori.

Dieta Antinfiammatoria a Giorni Alterni:

Riduci l'Infiammazione
e Migliora la Salute <u>in 30 Giorni</u>
con un Piano Alimentare Flessibile,
Passando dal Gonfiore alla Vitalità
per una Vita Sana e Felice!

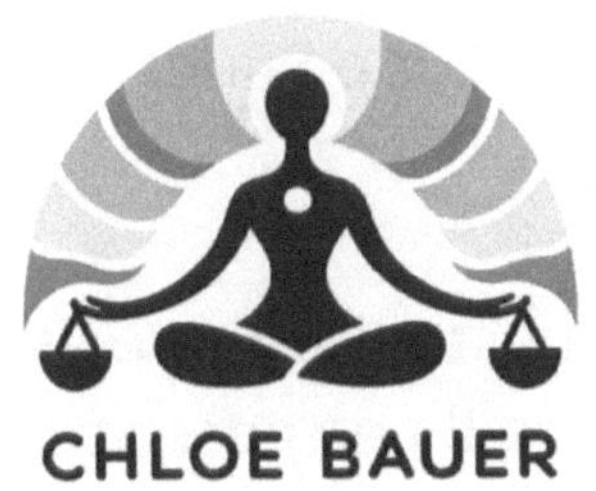

Sommario

Introduzione alla Dieta Antinfiammatoria a Giorni Alterni

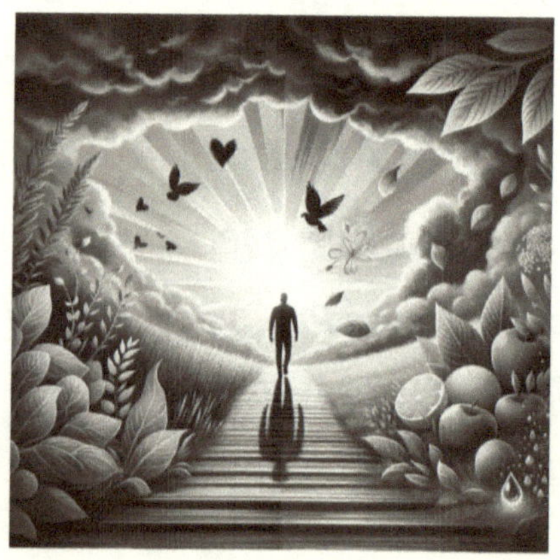

Nota sull'Autrice

"Dieta Antinfiammatoria a Giorni Alterni" nasce dalla profonda convinzione e dall'esperienza personale dell'autrice, una fervente sostenitrice dell'alimentazione come chiave per una vita sana ed energica. L'autrice, attraverso il proprio viaggio personale di ricerca del benessere, ha scoperto il potente impatto che l'alimentazione può avere sulla qualità della vita. Questa scoperta non è stata solo il risultato di studi e ricerche accademiche, ma anche di una profonda introspezione e sperimentazione personale.

Prima di diventare un'esperta di nutrizione l'autrice ha dedicato anni alla comprensione degli effetti degli alimenti sul corpo, studiando la letteratura scientifica, partecipando a seminari e conferenze, e collaborando con professionisti del settore. La sua ricerca non si è limitata alla teoria, ma è stata accompagnata da un'applicazione pratica e da un continuo auto esperimento.

Con il tempo, la sua passione per la nutrizione e il benessere l'ha portata a condividere le sue scoperte con il mondo. L'intento del libro è duplice: offrire una guida pratica per chi cerca di ridurre l'infiammazione attraverso l'alimentazione e, allo stesso tempo, ispirare con la sua storia personale coloro che si trovano ad affrontare sfide simili. L'autrice desidera dimostrare che è possibile superare l'infiammazione e migliorare significativamente la propria vita attraverso cambiamenti consapevoli nella dieta e nello stile di vita.

Attraverso consigli pratici, ricette salutari e strategie di gestione dello stile di vita, il lettore è invitato a esplorare un percorso verso il benessere che va oltre la semplice nutrizione.

"Dieta Antinfiammatoria a Giorni Alterni" è più di una semplice guida alimentare; è un invito a riscoprire la propria salute e vitalità, sostenuto dalla visione e dall'esperienza di chi ha già percorso questo cammino

Cos'è la dieta antinfiammatoria a giorni alterni

La dieta antinfiammatoria a giorni alterni rappresenta un approccio rivoluzionario alla nutrizione pensato per combattere l'infiammazione nel corpo attraverso un piano alimentare strategico e flessibile. Questo metodo si distingue per la sua alternanza di giorni in cui si segue una dieta mirata a ridurre l'infiammazione, intervallato da giorni liberi. L'obiettivo è quello di mantenere il corpo in equilibrio, ridurre lo stress ossidativo e promuovere la guarigione interna, il tutto senza la rigidità di molti regimi dietetici tradizionali.

Incorporando i principi della nutrizione, questa dieta pone l'attenzione sull'assunzione di alimenti ricchi di nutrienti, e grassi sani, quali verdure a foglia verde, frutti di bosco, pesci grassi e noci. Parallelamente insegna a evitare gli alimenti che possono provocare o aggravare l'infiammazione, come gli zuccheri raffinati, i grassi saturi trasformati e gli alimenti lavorati. Il concetto chiave dietro questa dieta è quello di stimolare il corpo a ripararsi e a rinnovarsi, approfittando delle fasi di ridotto apporto di calorie.

La flessibilità è un pilastro della dieta a giorni alterni. Questo approccio riconosce l'importanza di adattare l'alimentazione alle esigenze individuali e ai diversi stili di vita. Al contrario di diete più restrittive, che possono essere difficili da seguire e scoraggianti, la dieta a giorni alterni ha un rapporto più positivo e intuitivo con il cibo, enfatizzando l'ascolto del proprio corpo e l'adattamento delle proprie scelte alle reazioni alimentari personali.

Questa metodologia non solo facilita la gestione del peso e la riduzione dell'infiammazione ma promuove un profondo senso di benessere generale. Integrando giorni controllati con altri liberi, gli individui imparano a trovare un equilibrio che rispecchia le necessità del proprio corpo, così come la propria salute senza rinunciare al piacere del cibo. L'approccio a giorni alterni si basa sulla convinzione che la moderazione e la varietà di cibi aiutino a mantenere uno stile di vita soddisfacente.

In definitiva, la dieta antinfiammatoria a giorni alterni offre un percorso verso una salute ottimale che va oltre la semplice perdita di peso o il controllo dei sintomi. Si tratta di un viaggio di scoperta personale, in cui cibo e nutrizione diventano alleati nella lotta contro l'infiammazione, guidando ogni individuo verso una vita più sana, energica e appagante.

Benefici per la salute di una dieta antinfiammatoria

Adottare una dieta antinfiammatoria ha una miriade di benefici per la salute, che va ben oltre la semplice gestione del peso. Questo regime è progettato per nutrire il corpo a livello profondo, la radice di numerosi problemi di salute cronici che affligge la società moderna. Gli effetti positivi di tale dieta sono vasti e comprendono il miglioramento della funzione immunitaria, l'allontanamento del rischio di malattie, il miglioramento della salute e del benessere, oltre a contribuire al mantenimento della salute del cuore e alla longevità.

Uno dei benefici primari è il potenziamento della funzione immunitaria. Una dieta ricca di, fitonutrienti, grassi omega-3 può aiutare a modulare la risposta immunitaria, il corpo resiliente contro le infezioni e la sua capacità di auto-riparazione. Questi nutrienti agiscono sinergicamente per l'infiammazione cronica, che è alla base di malattie molte degenerative.

Inoltre, la riduzione dell'infiammazione ha dimostrato di prevenire altre malattie, come le patologie cardiovascolari, il diabete 2, l'artrite e alcune forme di cancro. Questo perché l'infiammazione può diventare cronica, contribuendo alla comparsa di queste condizioni.

Un altro aspetto è il miglioramento della salute mentale e del benessere emotivo. Studi hanno collegato i disturbi dell'umore come la depressione e l'ansia. Seguendo una dieta antinfiammatoria, ricca di alimenti nutrienti e bilanciati, si può favorire un migliore equilibrio chimico nel cervello. Questo approccio alimentare supporta la salute anche del cervello a lungo termine, riducendo il rischio di una malattia neurodegenerativa.

Anche il cuore trae giovamento da una dieta antinfiammatoria. Alimenti ricchi di acidi grassi omega-3, come il salmone e le noci, contribuiscono a mantenere la salute delle arterie.

Infine, la dieta antinfiammatoria contribuisce alla longevità, non solo attraverso la prevenzione di malattie, ma anche mantenendo uno stile di vita sano.

Differenze tra la dieta antinfiammatoria a giorni alterni e altre diete

La dieta antinfiammatoria a giorni alterni si distingue nel panorama nutrizionale per il suo approccio innovativo e flessibile al benessere. A differenza di molte diete tradizionali, che spesso impongono restrizioni severe o si concentrano esclusivamente sulla perdita di peso, questa dieta pone l'accento sulla riduzione dell'infiammazione nel corpo, offrendo un percorso più olistico e sostenibile verso la salute. Questa distinzione fondamentale porta con sé una serie di caratteristiche uniche che la separano da altri regimi alimentari, creando un modello nutrizionale che si adatta meglio alle esigenze e agli stili di vita individuali.

Uno degli aspetti più rilevanti che differenziano la dieta antinfiammatoria a giorni alterni da altre diete è la sua struttura ciclica, che alterna giorni di alimentazione antinfiammatoria mirata con giorni più liberi. Questa alternanza consente una maggiore flessibilità, rendendo il regime alimentare meno restrittivo e più facile da seguire nel lungo termine. A differenza delle diete che richiedono un'immediata e totale eliminazione di certi gruppi alimentari, l'approccio a giorni alterni incoraggia un cambiamento graduale delle abitudini alimentari, promuovendo un impegno sostenibile piuttosto che un perfezionismo inaccessibile.

Inoltre, mentre molte diete si concentrano quasi esclusivamente sul conteggio delle calorie o sulla riduzione di specifici macronutrienti come i carboidrati o i grassi, la dieta antinfiammatoria a giorni alterni si focalizza sull'impiego di alimenti che naturalmente combattono l'infiammazione. Questa enfasi sugli alimenti antinfiammatori piuttosto che sulle restrizioni caloriche o macronutrienti distingue ulteriormente questa dieta da altre, promuovendo una visione più ricca e nutritiva dell'alimentazione.

Un altro punto di distinzione è l'attenzione alla sostenibilità e all'adattabilità personale. Molte diete tendono a essere rigide e monolitiche, offrendo pochi spazi di adattamento alle esigenze individuali. La dieta antinfiammatoria a giorni alterni, al contrario, riconosce che ogni individuo ha esigenze, preferenze e risposte al cibo uniche. Questa flessibilità non solo aiuta a mantenere la dieta nel tempo ma consente anche di ascoltare e rispettare i segnali del proprio corpo, adattando l'alimentazione in base ai cambiamenti nelle condizioni di salute, nello stile di vita o nelle preferenze personali.

Inoltre, la dieta antinfiammatoria a giorni alterni si allontana dall'ossessione per la perdita di peso immediata, tipica di molte diete, per concentrarsi invece su benefici a lungo termine come il miglioramento della salute generale, la riduzione del rischio di malattie croniche e l'aumento della longevità. Questo approccio olistico enfatizza che la vera salute trascende la semplice riduzione del numero sulla bilancia, includendo il benessere mentale, emotivo e fisico.

Come prepararsi mentalmente e fisicamente

Mentalmente, prepararsi significa coltivare una mentalità aperta e resiliente. L'adozione di un nuovo regime alimentare può essere difficile, soprattutto nei primi giorni, quando il corpo si sta adattando a diversi modelli di alimentazione. È quindi cruciale accettare che ci saranno sfide e ostacoli lungo il percorso. Questa accettazione aiuta a ridurre la frustrazione e a mantenere un atteggiamento positivo, anche di fronte alle difficoltà. La resilienza mentale si costruisce anche attraverso l'educazione; comprendere i principi della dieta antinfiammatoria e i benefici per la salute che ne derivano può rafforzare la determinazione e la motivazione a proseguire, anche quando il percorso si fa arduo.

Altrettanto importante è prepararsi mentalmente alla flessibilità. A differenza di diete più rigide, la dieta antinfiammatoria a giorni alterni richiede di ascoltare il proprio corpo e di adattarsi alle sue esigenze, il che può significare modificare il piano alimentare in base alle risposte fisiche, ai livelli di energia e alla presenza di eventuali infiammazioni. Sviluppare questa flessibilità mentale aiuta a navigare i cambiamenti con grazia, anziché percepirli come fallimenti.

Dal punto di vista fisico, la preparazione implica rendere il proprio corpo pronto per i cambiamenti alimentari. Questo può significare, inizialmente, una detossificazione dagli alimenti altamente lavorati, zuccherati e ricchi di grassi saturi, che sono noti per contribuire all'infiammazione. Un passaggio graduale verso alimenti più sani, anche prima di iniziare ufficialmente la dieta, può aiutare a minimizzare gli effetti collaterali come mal di testa, stanchezza o irritabilità, che possono comparire quando si eliminano improvvisamente cibi non salutari.

La preparazione fisica include anche l'organizzazione della propria cucina. Fare scorta di alimenti antinfiammatori ed eliminare (o almeno ridurre) la presenza in casa di tentazioni malsane può facilitare la transizione. Avere a portata di mano frutta, verdura, cereali integrali, legumi, noci e semi rende più semplice scegliere opzioni salutari, riducendo la probabilità di ricadute in vecchie abitudini alimentari.

Infine, è importante prepararsi fisicamente introducendo o mantenendo un regime di esercizio moderato. L'attività fisica regolare non solo supporta la perdita di peso e la riduzione dell'infiammazione, ma migliora anche la salute mentale e il benessere generale, rendendo più facile affrontare i cambiamenti dietetici e lo stress che potrebbero accompagnare il percorso.

Questa preparazione mentale e fisica pone le fondamenta per intraprendere il viaggio della dieta antinfiammatoria a giorni alterni con fiducia e determinazione. Questa base solida è essenziale per stabilire e perseguire obiettivi realistici nei 30 giorni del programma, assicurando che ogni passo avanti sia fatto con consapevolezza e impegno verso il proprio benessere.

Stabilire obiettivi realistici per i 30 giorni

Per rendere gli obiettivi per i prossimi 30 giorni sia realistici che efficaci, è fondamentale che siano specifici, misurabili, raggiungibili, rilevanti e temporaneamente definiti (SMART). Questa struttura assicura che ogni obiettivo abbia un chiaro parametro di successo, rendendo facile valutare i progressi e apportare aggiustamenti se necessario.

Gli obiettivi specifici eliminano l'ambiguità e forniscono una direzione chiara su cosa si desidera ottenere. Ad esempio, invece di "voglio fare più esercizio fisico", un obiettivo specifico potrebbe essere "camminerò per 30 minuti ogni giorno". Questa specificità fornisce un'azione concreta che può essere facilmente pianificata ed eseguita.

Rendere gli obiettivi misurabili aggiunge un criterio quantificabile per valutare i progressi. Se l'obiettivo è legato al benessere personale, come "migliorare il sonno", un approccio misurabile potrebbe essere "mirare a 8 ore di sonno per notte". Questo permette di monitorare il comportamento del sonno e di riconoscere i successi lungo il percorso.

Infine, definire un lasso di tempo specifico, in questo caso, 30 giorni, offre una scadenza che incoraggia la concentrazione e l'urgenza. Sapere che c'è una fine prestabilita aiuta a mantenere l'obiettivo in primo piano, promuovendo azioni consistenti e mirate.

Incorporando questi principi nella definizione degli obiettivi, è possibile creare un piano d'azione realizzabile che non solo porta a miglioramenti tangibili in 30 giorni, ma stabilisce anche una base solida per il successo continuo. Questo approccio metodico all'obiettivo consente di affrontare le sfide con fiducia, di adattarsi ai cambiamenti con flessibilità e di celebrare ogni piccola vittoria lungo il cammino, costruendo così un impeto positivo verso il raggiungimento di traguardi ancora più significativi.

Capitolo 1: La Scienza Dietro l'Infiammazione

Che cos'è e perché l'infiammazione è importante controllarla

L'infiammazione acuta è la risposta immediata e temporanea del corpo a un danno. Caratterizzata da rossore, calore, gonfiore e dolore, serve a isolare ed eliminare l'agente patogeno o la sostanza dannosa e a iniziare il processo di riparazione dei tessuti. Questo tipo di infiammazione è vitale per la sopravvivenza e, in genere, si risolve da sola una volta che la minaccia è stata neutralizzata.

D'altro canto, l'infiammazione cronica è una risposta infiammatoria prolungata che può durare per mesi o anni. A differenza dell'infiammazione acuta, che è una parte necessaria del processo di guarigione, l'infiammazione cronica può essere dannosa e contribuire allo sviluppo di malattie croniche, come le malattie cardiovascolari, il diabete, il cancro, le malattie autoimmuni e le malattie neurodegenerative. L'infiammazione cronica può essere causata da una varietà di fattori, tra cui infezioni persistenti, esposizione prolungata a sostanze irritanti, obesità, stress e stili di vita sedentari.

Controllare l'infiammazione è quindi fondamentale per prevenire e gestire queste condizioni. Una strategia efficace per controllare l'infiammazione cronica include modifiche alla dieta e allo stile di vita. La ricerca ha dimostrato che alcuni alimenti possono esacerbare l'infiammazione, mentre altri possono avere potenti proprietà antinfiammatorie.

Adottare una dieta ricca di alimenti antinfiammatori può aiutare a ridurre il rischio di sviluppare malattie croniche. Alimenti come frutta e verdura fresca, grassi sani derivati da pesci grassi, noci e semi, oltre a cereali integrali e spezie come la curcuma, sono noti per le loro proprietà antinfiammatorie. Al contrario, alimenti lavorati, zuccheri raffinati, carni rosse e grassi trans sono stati associati all'aumento dell'infiammazione e dovrebbero essere limitati o evitati.

Oltre alla dieta, altri aspetti dello stile di vita giocano un ruolo significativo nel controllo dell'infiammazione. L'esercizio fisico regolare, mantenere un peso corporeo sano, gestire lo stress e mantenere un sonno adeguato sono tutti fattori che possono contribuire a ridurre l'infiammazione. Inoltre, evitare il fumo e limitare il consumo di alcol può anche aiutare a ridurre i livelli di infiammazione nel corpo.

In conclusione, mentre l'infiammazione acuta è un processo essenziale di guarigione, l'infiammazione cronica è un fattore di rischio per molte malattie gravi.

Controllare l'infiammazione attraverso scelte alimentari sane e modificare lo stile di vita può avere un impatto profondo sulla prevenzione delle malattie e sulla promozione della salute generale. Comprendere come gli alimenti influenzano il nostro corpo e il ruolo dell'infiammazione può guidare scelte più informate che supportano il benessere a lungo termine.

Come gli alimenti influenzano il nostro corpo

Gli alimenti che consumiamo hanno un impatto profondo e complesso sul nostro corpo, influenzando tutto, dalla nostra energia e umore, alla prevenzione di malattie e gestione del peso. Ogni boccone che ingeriamo può essere visto come un'informazione che dice al nostro corpo come funzionare, influenzando la nostra salute fisica, mentale ed emotiva. Questa comprensione mette in luce l'importanza di fare scelte alimentari consapevoli, sottolineando il ruolo critico della dieta nella promozione della salute e nella prevenzione delle malattie.

Gli alimenti che introduciamo nel nostro corpo possono agire come combustibile, fornendo l'energia necessaria per tutte le funzioni corporali, dalla respirazione al pensiero al movimento. Carboidrati, proteine e grassi sono macronutrienti che forniscono calorie, o energia, ma la qualità e la provenienza di questi nutrienti sono cruciali. Ad esempio, i carboidrati complessi provenienti da verdure, frutta e cereali integrali si scompongono lentamente, rilasciando energia in modo più graduale e sostenibile, a differenza dei carboidrati semplici o zuccheri raffinati che possono causare picchi e cali rapidi dei livelli di zucchero nel sangue.

Oltre a fornire energia, gli alimenti influenzano la funzione immunitaria e l'infiammazione, due fattori chiave nella prevenzione delle malattie. Alimenti ricchi di antiossidanti, come frutta e verdura colorate, possono proteggere le cellule dai danni dei radicali liberi e ridurre l'infiammazione, un fattore alla base di molte malattie croniche. Al contrario, una dieta ricca di alimenti trasformati, grassi saturi e zuccheri può promuovere l'infiammazione, aumentando il rischio di sviluppare condizioni come malattie cardiovascolari, diabete e alcuni tipi di cancro.

La dieta influisce anche sulla salute digestiva, che a sua volta può influenzare l'umore e il benessere generale. Un'alimentazione ricca di fibre provenienti da frutta, verdura e cereali integrali sostiene una sana digestione e favorisce un microbioma intestinale equilibrato, essenziale per l'assorbimento dei nutrienti, la produzione di alcune vitamine e la protezione contro i patogeni. Un microbioma intestinale sano è stato collegato a una migliore salute mentale, riducendo il rischio di condizioni come l'ansia e la depressione.

Inoltre, gli alimenti possono influenzare la salute ormonale e metabolica. Per esempio, i grassi sani provenienti da fonti come l'avocado, i semi di lino e i pesci grassi sono essenziali per la produzione di ormoni e la salute cellulare. Una dieta sbilanciata, povera di nutrienti essenziali o eccessivamente ricca di cibi trasformati, può disturbare l'equilibrio ormonale e il metabolismo, portando a una serie di problemi di salute.

In sintesi, la relazione tra gli alimenti che consumiamo e il nostro corpo è intricata e influente. Fare scelte alimentari consapevoli può supportare ogni aspetto della nostra salute, dal fornire l'energia necessaria per le attività quotidiane, alla prevenzione di malattie croniche.

Studi e ricerche che caratterizzano la dieta antinfiammatoria

La dieta antinfiammatoria è diventata oggetto di crescente interesse scientifico per i suoi potenziali benefici sulla salute, in particolare per quanto riguarda la prevenzione e la gestione delle malattie croniche associate all'infiammazione. Gli studi e le ricerche in questo campo hanno esplorato come specifici alimenti e modelli dietetici possano influenzare i processi infiammatori nel corpo, offrendo evidenze che supportano l'adozione di questo approccio alimentare come parte di una strategia complessiva per migliorare la salute e il benessere.

Uno degli aspetti chiave della dieta antinfiammatoria è l'enfasi sugli alimenti ricchi di antiossidanti, fitonutrienti e acidi grassi omega-3, che hanno dimostrato di avere effetti antinfiammatori. Frutta e verdura colorate, noci, semi, pesci grassi come il salmone e le sardine, e oli vegetali come l'olio d'oliva extra vergine sono tutti pilastri di questa dieta. Gli studi hanno mostrato che questi alimenti possono ridurre i livelli di biomarcatori infiammatori nel sangue, come la proteina C-reattiva (PCR), il fattore di necrosi tumorale alpha (TNF-α) e l'interleuchina-6 (IL-6).

La ricerca ha anche esaminato l'effetto dei regimi alimentari antinfiammatori sulle condizioni croniche. Ad esempio, studi osservazionali e interventistici hanno collegato la dieta mediterranea, ricca di alimenti antinfiammatori, a un minor rischio di malattie cardiovascolari, miglioramento dei livelli di lipidi nel sangue, riduzione dell'ipertensione e miglioramento del controllo glicemico nei pazienti diabetici. Questo modello dietetico è stato anche associato a una minore incidenza e progressione di altre condizioni infiammatorie croniche, come l'artrite reumatoide e la malattia intestinale infiammatoria.

Ulteriori ricerche hanno indagato sugli effetti di specifici composti antinfiammatori presenti negli alimenti. La curcumina, ad esempio, il principio attivo della curcuma, è stata ampiamente studiata per le sue potenti proprietà antinfiammatorie e antiossidanti. Gli studi suggeriscono che la curcumina può influenzare positivamente vari processi cellulari coinvolti nell'infiammazione, offrendo potenziali benefici per la gestione di condizioni come l'osteoartrite e alcune forme di cancro.

Anche la fibra alimentare gioca un ruolo cruciale nell'attenuare l'infiammazione. La fibra favorisce la salute del microbioma intestinale, che a sua volta può produrre metaboliti, come gli acidi grassi a catena corta, che hanno effetti antinfiammatori. Gli studi hanno evidenziato come un'alta assunzione di fibra sia associata a livelli ridotti di biomarcatori infiammatori e a un rischio minore di sviluppare malattie correlate all'infiammazione.

In sintesi, la vasta gamma di ricerche sull'argomento conferma che una dieta antinfiammatoria, ricca di alimenti vegetali, acidi grassi omega-3 e povera di alimenti lavorati e zuccheri aggiunti, può avere un impatto significativo sulla riduzione dell'infiammazione e sulla promozione della salute a lungo termine. Queste evidenze scientifiche non solo forniscono una base solida per le raccomandazioni dietetiche volte a migliorare la salute individuale, ma aprono anche la strada a strategie dietetiche innovative, come l'implementazione di giorni di digiuno alternati, per amplificare ulteriormente i benefici antinfiammatori e supportare la gestione dell'infiammazione cronica.

Ruolo dei giorni di digiuno alternati nel ridurre l'infiammazione

Il digiuno alternato è emerso come una strategia dietetica intrigante che si propone di migliorare la salute e ridurre l'infiammazione attraverso periodi alternati di restrizione calorica e consumo alimentare normale. Questa pratica, che prevede di alternare giorni di digiuno o di significativa riduzione calorica con giorni di alimentazione libera, ha guadagnato attenzione per i suoi potenziali benefici sulla salute, inclusa la capacità di modulare i processi infiammatori nel corpo.

Il ruolo dei giorni di digiuno alternati nel ridurre l'infiammazione si basa su diversi meccanismi biologici. Durante i periodi di digiuno, il corpo esaurisce le scorte di glucosio e inizia a bruciare i grassi come fonte di energia, un processo noto come chetosi. Questo cambio nel metabolismo energetico non solo aiuta nella perdita di peso e nella riduzione dell'adiposità, che è un noto fattore di rischio per l'infiammazione, ma innesca anche una serie di risposte cellulari e molecolari che possono avere effetti antinfiammatori diretti.

Le ricerche indicano che il digiuno alternato può ridurre i livelli di biomarcatori infiammatori, come la proteina C-reattiva (PCR), l'interleuchina-6 (IL-6) e il fattore di necrosi tumorale alfa (TNF-α), che sono comunemente associati a condizioni croniche infiammatorie. Questa riduzione dei marcatori infiammatori suggerisce che il digiuno alternato può contribuire a mitigare l'infiammazione sistemica e a migliorare la salute metabolica.

Inoltre, il digiuno alternato sembra influenzare positivamente la salute del microbioma intestinale, promuovendo una maggiore diversità dei microbi e l'aumento di specie batteriche benefiche. Questi cambiamenti nel microbioma possono contribuire alla produzione di metaboliti che hanno effetti antinfiammatori, come gli acidi grassi a catena corta, e a una ridotta permeabilità intestinale, che impedisce il rilascio di sostanze pro-infiammatorie nel circolo sanguigno.

Il digiuno alternato stimola anche l'autofagia, un processo di "pulizia cellulare" che rimuove le cellule danneggiate e i componenti cellulari disfunzionali. L'autofagia è fondamentale per mantenere l'omeostasi cellulare e ridurre lo stress ossidativo, che è strettamente legato all'infiammazione. Attraverso questo meccanismo, il digiuno alternato può contribuire a prevenire o ritardare l'insorgenza di malattie legate all'età e all'infiammazione.

Nonostante i potenziali benefici, è importante notare che il digiuno alternato potrebbe non essere adatto a tutti, e i suoi effetti possono variare a seconda di diversi fattori, come l'età, lo stato di salute e le specificità individuali. È consigliabile consultare un professionista sanitario prima di iniziare qualsiasi regime di digiuno, specialmente per le persone con condizioni mediche preesistenti.

In conclusione, i giorni di digiuno alternati rappresentano un approccio promettente per ridurre l'infiammazione e migliorare la salute generale. Attraverso una varietà di meccanismi biologici, il digiuno alternato può aiutare a modulare l'infiammazione, offrendo benefici a lungo termine che vanno dalla riduzione del rischio di malattie croniche alla promozione della longevità. La continua esplorazione degli effetti a lungo termine della riduzione dell'infiammazione attraverso pratiche come il digiuno alternato è fondamentale per comprendere appieno il suo potenziale impatto sulla salute umana.

Effetti a lungo termine della riduzione dell'infiammazione

La riduzione dell'infiammazione attraverso modifiche dello stile di vita, come l'adozione di una dieta antinfiammatoria, l'esercizio fisico regolare e la gestione dello stress, può avere effetti benefici duraturi sulla salute. Questi effetti a lungo termine non solo migliorano la qualità della vita quotidiana, ma possono anche ridurre significativamente il rischio di sviluppare una serie di malattie croniche associate all'infiammazione cronica.

Uno degli effetti più significativi della riduzione dell'infiammazione è la diminuzione del rischio di malattie cardiovascolari. L'infiammazione cronica è un fattore di rischio noto per lo sviluppo di aterosclerosi, l'indurimento e il restringimento delle arterie che può portare a infarti e ictus. La riduzione dell'infiammazione può aiutare a mantenere le arterie più sane, migliorando la circolazione e riducendo il rischio di eventi cardiovascolari.

Analogamente, la gestione dell'infiammazione può avere un impatto positivo sul controllo del diabete di tipo 2. L'infiammazione cronica è stata collegata all'insulino-resistenza, una condizione che impedisce al corpo di utilizzare efficacemente l'insulina. Riducendo l'infiammazione, è possibile migliorare la sensibilità all'insulina e aiutare a controllare i livelli di glucosio nel sangue, riducendo così il rischio o la gravità del diabete di tipo 2.

Inoltre, la riduzione dell'infiammazione può avere effetti protettivi contro alcune forme di cancro. L'infiammazione cronica è stata associata a un aumento del rischio di sviluppo di certi tipi di cancro, come il cancro del colon. Attraverso la riduzione dell'infiammazione, si possono abbassare le probabilità di trasformazione cellulare maligna e di crescita tumorale.

La salute del cervello è un altro ambito in cui la riduzione dell'infiammazione può avere effetti a lungo termine. Studi hanno mostrato che l'infiammazione cronica può contribuire all'insorgenza di disturbi neurodegenerativi come la malattia di Alzheimer e il Parkinson. Intervenire sull'infiammazione può quindi giocare un ruolo nella prevenzione di queste malattie o nel rallentarne la progressione, migliorando la salute e la funzione cerebrale durante l'invecchiamento.

Dal punto di vista della salute dell'apparato digerente, la gestione dell'infiammazione è fondamentale per prevenire o trattare le malattie infiammatorie intestinali, come la malattia di Crohn e la colite ulcerosa. La riduzione dell'infiammazione attraverso la dieta e lo stile di vita può aiutare a diminuire la frequenza e la gravità delle fiammate, migliorando la qualità della vita dei pazienti.

Infine, la riduzione dell'infiammazione ha un impatto positivo sul benessere generale, compresa la qualità del sonno, i livelli di energia e la salute mentale. L'infiammazione cronica è stata collegata a disturbi del sonno, affaticamento e condizioni psicologiche come la depressione. Riducendo l'infiammazione, è possibile migliorare il sonno, aumentare i livelli di energia e promuovere una maggiore stabilità emotiva.

In conclusione, la riduzione dell'infiammazione ha implicazioni profonde per la salute a lungo termine, offrendo protezione contro una vasta gamma di malattie croniche e migliorando il benessere generale. Questi effetti sottolineano l'importanza di adottare scelte di vita consapevoli e salutari, che non solo migliorano la salute nel presente ma pongono le basi per una vita più lunga e sana.

Capitolo 2: Pianificare i Tuoi Giorni di Dieta

Come organizzare la tua settimana con giorni di dieta e pausa

Organizzare la propria settimana alternando giorni di dieta e giorni di pausa può essere un metodo efficace per raggiungere e mantenere i propri obiettivi di salute e benessere, senza rinunciare al piacere di mangiare cibi amati. Questo approccio, che bilancia disciplina e flessibilità, aiuta a prevenire il senso di privazione che spesso accompagna le diete più restrittive, favorendo invece un cambiamento sostenibile verso uno stile di vita più salutare.

Per implementare con successo questo piano, il primo passo è definire chiaramente cosa significhino "giorni di dieta" e "giorni di pausa" in base ai propri obiettivi e necessità nutrizionali. Nei giorni di dieta, si potrebbe optare per un'alimentazione focalizzata su cibi nutrienti, ricchi di verdure, frutta, proteine magre e cereali integrali, limitando gli zuccheri aggiunti, i grassi saturi e gli alimenti ultra-processati. Nei giorni di pausa, invece, si concede maggiore libertà, permettendo di gustare altri alimenti con moderazione.

Una volta stabiliti i principi guida dei giorni di dieta e pausa, la pianificazione diventa cruciale. Creare un calendario settimanale dei pasti può aiutare a visualizzare l'alternanza tra i giorni di dieta e i giorni di pausa, garantendo un equilibrio tra nutrimento e indulgenza. Questo calendario dovrebbe includere anche la pianificazione di snack salutari per evitare scelte impulsiva durante i giorni di dieta.

Un altro aspetto importante è l'ascolto del proprio corpo e l'adattamento della pianificazione a sensazioni di fame e sazietà. Nei giorni di dieta, è fondamentale concentrarsi sulla qualità dei cibi consumati, assicurandosi che i pasti siano soddisfacenti e bilanciati per evitare eccessi nei giorni di pausa. Allo stesso modo, nei giorni di pausa, è importante godersi i cibi "premi" senza eccedere, mantenendo un approccio consapevole all'alimentazione.

L'organizzazione della settimana deve anche tenere conto dell'attività fisica. Programmare allenamenti regolari, specialmente nei giorni di dieta, può aiutare a massimizzare gli effetti positivi dell'alimentazione controllata, migliorando la composizione corporea e il benessere generale. L'esercizio fisico non dovrebbe essere trascurato nei giorni di pausa, ma può essere adattato includendo attività più leggere o piacevoli, come passeggiate all'aria aperta o sessioni di yoga.

La flessibilità è la chiave per mantenere questo approccio sostenibile nel tempo. La vita può presentare imprevisti, e avere la capacità di adattare la pianificazione dei giorni di dieta e pausa senza colpevolizzarsi è essenziale per il successo a lungo termine.

Organizzare la propria settimana con giorni di dieta e giorni di pausa richiede dunque un equilibrio attento tra struttura e spontaneità, nutrimento e piacere. Questo approccio non solo promuove una relazione equilibrata con il cibo, ma incoraggia anche lo sviluppo di abitudini di vita sane che possono essere mantenute nel tempo, aprendo la strada a un benessere duraturo.

Suggerimenti per la preparazione dei pasti e la spesa

La preparazione dei pasti e la pianificazione della spesa sono due aspetti fondamentali di un'alimentazione sana e bilanciata, che possono semplificare notevolmente la vita quotidiana, aiutando a mantenere costanti gli sforzi per seguire una dieta nutriente ed equilibrata. Questi processi non solo consentono di risparmiare tempo e denaro ma promuovono anche scelte alimentari più salutari, riducendo la tentazione di optare per soluzioni rapide e meno nutrienti. Ecco alcuni suggerimenti efficaci per ottimizzare la preparazione dei pasti e la spesa.

Iniziare con una pianificazione settimanale dei pasti è il primo passo per organizzare la propria alimentazione. Decidere in anticipo cosa si mangerà a colazione, pranzo e cena può aiutare a evitare decisioni dell'ultimo minuto, che spesso portano a scelte meno salutari. Creare un calendario dei pasti permette anche di bilanciare l'apporto nutritivo nel corso della settimana, assicurando una varietà di nutrienti essenziali.

Una volta definita la pianificazione dei pasti, si può procedere alla compilazione di una lista della spesa dettagliata. Avere una lista ben organizzata, suddivisa per categorie di alimenti, può rendere la spesa più veloce ed efficiente, riducendo il rischio di dimenticare ingredienti importanti o di acquistare cibi non necessari che potrebbero tentare di deviare dalla dieta pianificata.

Approfittare dei cibi di stagione è un altro suggerimento prezioso. Frutta e verdura di stagione non solo hanno un sapore migliore e sono più nutrienti, ma spesso costano anche meno. Integrare questi alimenti nella pianificazione dei pasti può offrire varietà e arricchire la dieta con un ampio spettro di vitamine, minerali e antiossidanti.

La preparazione dei pasti in anticipo è una strategia che può risparmiare tempo durante la settimana. Dedicare alcune ore nel fine settimana a cucinare e porzionare i pasti può semplificare notevolmente l'organizzazione dei pasti quotidiani. Questo può includere la cottura di grandi lotti di cereali integrali, la preparazione di proteine, il taglio di verdure o l'assemblaggio di insalate in contenitori pronti per l'uso.

Infine, lo stoccaggio intelligente degli alimenti è cruciale per mantenere la freschezza e ottimizzare l'uso degli ingredienti. Conoscere i metodi corretti per conservare frutta, verdura, carne e altri prodotti può aiutare a ridurre gli sprechi e garantire che gli alimenti mantengano il loro valore nutritivo. Utilizzare contenitori trasparenti per frigorifero e dispensa può anche rendere più semplice vedere ciò che si ha a disposizione, incentivando l'utilizzo degli alimenti acquistati.

Seguendo questi suggerimenti per la preparazione dei pasti e la spesa, è possibile rendere l'alimentazione sana una parte integrante e gestibile della routine quotidiana. Questa organizzazione non solo facilita il mantenimento di una dieta equilibrata ma pone anche le basi per una cucina domestica più consapevole e intenzionale, dove gli alimenti antinfiammatori giocano un ruolo centrale nel promuovere la salute e il benessere generale.

Lista della spesa: alimenti antinfiammatori assolutamente da tenere in cucina

Avere una dispensa e un frigorifero ben forniti di alimenti antinfiammatori è fondamentale per chiunque desideri seguire una dieta che promuova la salute e combatta l'infiammazione. Ecco una lista dettagliata degli alimenti antinfiammatori da includere regolarmente nella lista della spesa:

Verdure a foglia verde scuro: spinaci, cavolo riccio (kale), bietole e altre verdure a foglia verde sono ricche di vitamine, minerali e antiossidanti, in particolare la vitamina K, che hanno dimostrato di ridurre l'infiammazione.

Frutta colorata: frutti come bacche (fragole, mirtilli, lamponi), ciliegie e melograni sono carichi di antiossidanti, come le antocianine e il resveratrolo, noti per le loro proprietà antinfiammatorie.

Grassi salutari: l'olio d'oliva extra vergine, i semi di lino, i semi di chia e i pesci grassi (come salmone, sgombro e sardine) forniscono acidi grassi omega-3, che sono tra i più potenti agenti antinfiammatori naturali.

Noci e semi: mandorle, noci, semi di girasole e semi di zucca sono ricchi di vitamina E, un altro potente antiossidante che aiuta a combattere l'infiammazione.

Integrale e pseudo-cereali: quinoa, farro, orzo e avena integrale sono ricchi di fibre, che possono aiutare a ridurre i livelli di proteina C-reattiva (PCR), un marcatore dell'infiammazione nel corpo.

Legumi: fagioli, lenticchie e ceci sono ottime fonti di proteine vegetali, fibre e micronutrienti che supportano la riduzione dell'infiammazione.

Spezie e erbe: curcuma, zenzero, aglio e rosmarino non solo aggiungono sapore ai piatti, ma contengono anche composti bioattivi con proprietà antinfiammatorie note.

Tè verde: ricco di catechine, il tè verde è rinomato per le sue proprietà antiossidanti e antinfiammatorie.

Cioccolato fondente: il cioccolato con alta percentuale di cacao contiene flavonoidi, antiossidanti che possono ridurre l'infiammazione. È importante sceglierne uno con almeno il 70% di cacao e consumarlo con moderazione.

Funghi: varie specie di funghi hanno dimostrato di possedere proprietà antinfiammatorie.

Incorporare questi alimenti nella dieta quotidiana può contribuire significativamente alla lotta contro l'infiammazione cronica, promuovendo al contempo la salute generale e il benessere. È importante notare che, mentre la scelta di alimenti antinfiammatori può sostenere la salute, il contesto generale della dieta e dello stile di vita è altrettanto cruciale. L'attività fisica regolare, il mantenimento di un peso corporeo sano, la gestione dello stress e un sonno adeguato sono tutti fattori che contribuiscono a un efficace controllo dell'infiammazione.

Inoltre, è essenziale riconoscere che, oltre a sapere quali alimenti includere, è importante anche essere consapevoli di quelli da limitare o evitare. Questa consapevolezza aiuta a creare un approccio olistico alla gestione dell'infiammazione, contribuendo a una salute ottimale a lungo termine.

Cosa evitare: quali alimenti possono aumentare l'infiammazione

Mentre alcuni alimenti possono aiutare a combattere l'infiammazione, altri possono scatenarla o esacerbarla, contribuendo a una serie di problemi di salute a lungo termine. Identificare e limitare questi alimenti pro-infiammatori è un passo fondamentale verso il mantenimento di una salute ottimale e la prevenzione di malattie croniche.

Ecco una panoramica degli alimenti e delle sostanze che è consigliabile evitare o limitare perché possono contribuire all'infiammazione e aumentare il rischio di malattie croniche:

Zuccheri aggiunti: presenti in bevande zuccherate, dolci, e molti alimenti trasformati.

Grassi trans: presenti in alcuni tipi di margarina, snack confezionati e alimenti fritti.

Carne rossa e carni lavorate: carne rossa come manzo, maiale e agnello e carni lavorate come salumi, salsicce e hot dog.

Oli vegetali raffinati: oli come l'olio di mais, di soia e di girasole in eccesso possono contenere livelli elevati di acidi grassi omega-6, che, in assenza di un adeguato apporto di omega-3, possono promuovere l'infiammazione.

Alcool: Il consumo eccessivo di alcool è stato associato a un'aumentata permeabilità intestinale, consentendo ai batteri e ai loro prodotti di entrare nel flusso sanguigno e scatenare l'infiammazione.

Alimenti ultra-processati: snack confezionati, pasti pronti e altri alimenti ultra-processati spesso contengono zuccheri aggiunti, grassi trans e additivi.

Glutine e caseina: per le persone con sensibilità al glutine o allergie alimentari, il consumo di glutine (presente in grano, orzo e segale) e caseina (una proteina del latte) può scatenare una risposta infiammatoria.

Limitare o evitare questi alimenti può ridurre l'infiammazione e migliorare la salute generale. Tuttavia, è importante sottolineare che la reazione a certi alimenti può variare significativamente da persona a persona. Alcuni individui possono essere più sensibili a specifici alimenti o sostanze, mentre altri possono non riscontrare effetti negativi.

Adottare un approccio personalizzato alla dieta, che tenga conto delle proprie reazioni individuali a diversi alimenti, è cruciale per ottimizzare la salute e minimizzare l'infiammazione. Questo include l'ascolto del proprio corpo e, se necessario, lavorare con un professionista della salute per identificare e gestire eventuali sensibilità o allergie alimentari.

Comprendere quali alimenti evitare o limitare per ridurre l'infiammazione pone le basi per adattare ulteriormente la dieta alle proprie esigenze uniche, garantendo che l'alimentazione supporti al meglio la salute e il benessere a lungo termine.

Come adattare la dieta alle tue esigenze

Adattare la dieta alle proprie esigenze personali è un processo che richiede attenzione e consapevolezza delle proprie condizioni di salute, preferenze alimentari e obiettivi di benessere. Non esiste una soluzione unica per tutti quando si tratta di nutrizione, poiché ognuno ha esigenze uniche che possono cambiare nel corso della vita. Ecco alcuni passaggi chiave per personalizzare la dieta in modo che supporti al meglio la salute e il benessere personale.

Comprendere le proprie condizioni di salute è fondamentale per adattare la dieta in modo efficace. Condizioni come il diabete, l'ipertensione o le malattie infiammatorie intestinali possono richiedere modifiche specifiche nell'alimentazione. Consultare un professionista della salute o un dietista può fornire insight preziosi e consigli su come modificare la dieta per gestire o migliorare queste condizioni.

Se si sospettano sensibilità o allergie alimentari, è importante identificarle con precisione. Eliminare temporaneamente determinati alimenti e reintrodurli gradualmente può aiutare a determinare quali cibi causano problemi. Un dietista o un medico può offrire supporto e guida in questo processo.

Gli obiettivi personali di benessere possono variare dalla perdita di peso al miglioramento della composizione corporea, dall'aumento dell'energia alla riduzione dell'infiammazione. Avere obiettivi chiari può aiutare a guidare le scelte alimentari e a rimanere motivati.

Prestare attenzione a come il corpo reagisce a determinati alimenti è cruciale. Alcuni cibi possono energizzare e altri possono causare affaticamento o disagio. Regolare la dieta in base alla risposta del corpo può migliorare il benessere generale.

Assicurarsi che la dieta includa una vasta gamma di alimenti per garantire un'adeguata assunzione di tutti i nutrienti essenziali. Equilibrare le porzioni di proteine, carboidrati e grassi, oltre a includere molte verdure, frutta e cereali integrali, può contribuire a una dieta bilanciata che supporti la salute a lungo termine.

Lo stile di vita e il programma quotidiano influenzano la dieta che si può realisticamente sostenere. Per chi ha uno stile di vita frenetico, la preparazione dei pasti o la scelta di opzioni sane on-the-go possono essere strategie efficaci. Adattare la dieta al proprio ritmo di vita aiuta a garantire che le scelte alimentari supportino gli obiettivi di benessere senza aggiungere stress.

Le esigenze nutrizionali possono cambiare con l'età e il livello di attività fisica. Gli anziani possono avere bisogno di più calcio e vitamina D per sostenere la salute delle ossa, mentre chi è più attivo fisicamente può richiedere un aumento dell'apporto calorico o proteico. Adattare la dieta per riflettere questi cambiamenti è fondamentale per mantenere la salute e il benessere ottimali.

Adattare la dieta alle proprie esigenze personali richiede un approccio olistico e flessibile. Essere consapevoli delle proprie condizioni di salute, ascoltare il proprio corpo e considerare gli obiettivi di benessere sono tutti elementi chiave per sviluppare un piano alimentare che nutra il corpo e supporti uno stile di vita sano e attivo.

Capitolo 3: Ricette e Idee per i Giorni di Dieta

Colazione: ricette per iniziare la giornata con energia

Iniziare la giornata con una colazione nutriente ed energizzante è fondamentale per impostare il tono giusto per tutto il giorno. Una colazione equilibrata può aiutare a migliorare la concentrazione, aumentare i livelli di energia e prevenire l'abbuffata più tardi nella giornata. Ecco alcune ricette che combinano gusto, nutrimento e quel boost di energia necessario per affrontare la giornata con vigore.

Frullato proteico verde: un frullato ricco di proteine, fibre e grassi salutari può essere un modo rapido e delizioso per iniziare la giornata. Mescolate una manciata di spinaci freschi, mezzo avocado, una banana matura, un cucchiaio di burro di mandorle, una porzione di proteine in polvere a scelta e una tazza di latte di mandorla o di un'altra bevanda vegetale. Questa bevanda è non solo rinfrescante ma anche saziante e ricca di nutrienti.

Ciotola di quinoa alla cannella e mela: cuocere la quinoa in acqua o latte vegetale con un pizzico di sale. Una volta cotta, aggiungere cannella, pezzetti di mela fresca e una manciata di noci per un tocco croccante. Dolcificare leggermente con sciroppo d'acero o miele. Questa colazione fornisce un'ottima fonte di proteine vegetali e carboidrati complessi per un rilascio di energia duraturo.

<u>Toast con avocado e uovo in camicia:</u> su una fetta di pane integrale tostato, spalmare mezzo avocado schiacciato e aggiungete un uovo in camicia o al tegamino. Condire con sale, pepe e un pizzico di peperoncino rosso per un extra di sapore. L'avocado fornisce grassi salutari mentre l'uovo offre proteine di alta qualità, rendendo questo pasto sia soddisfacente che energizzante.

<u>*Muffin alle bacche e avena:*</u> preparare una fornitura di muffin salutari mescolando avena integrale, latte di mandorla, uova, miele, olio di cocco e una generosa porzione di bacche fresche o congelate. Cuocere fino a doratura e conservare per una colazione veloce durante la settimana. Questi muffin sono ricchi di fibre e antiossidanti, perfetti per una colazione on-the-go.

<u>*Ciotola di yogurt greco con frutta e semi:*</u> riempire una ciotola con yogurt greco a basso contenuto di grassi, aggiungere una varietà di frutta fresca tagliata, una spolverata di semi di chia o semi di lino e un pizzico di noci tritate per aggiungere croccantezza. Questo pasto è un'eccellente fonte di proteine, probiotici, fibre e acidi grassi omega-3, che possono aiutare a mantenere la sazietà e fornire energia per la mattina.

Queste ricette non solo offrono una varietà di nutrienti essenziali per iniziare la giornata ma sono anche flessibili e possono essere adattate per soddisfare diverse preferenze alimentari e necessità nutrizionali. Incorporare questi pasti nella routine mattutina può aiutare a stabilire un modello di alimentazione sana, fornendo il carburante necessario per affrontare le sfide della giornata con energia e vitalità.

Pranzo: idee leggere ma nutrienti

Per molti, il pranzo rappresenta una sfida nel mantenere l'equilibrio tra nutrimento e leggerezza, specialmente per chi ha una giornata lavorativa impegnativa o per chi cerca di mantenersi in salute senza rinunciare al gusto. Optare per pranzi leggeri ma ricchi di nutrienti può aiutare a mantenere alti i livelli di energia senza appesantirsi, promuovendo al contempo la salute a lungo termine. Ecco alcune idee per pranzi che soddisfano queste esigenze:

Insalata Mediterranea con Quinoa: un'insalata ricca e colorata, composta da quinoa, pomodorini, cetrioli, olive, cipolla rossa e feta, il tutto condito con olio d'oliva extra vergine e succo di limone. Questo pasto fornisce una buona dose di proteine vegetali dalla quinoa, grassi salutari dall'olio d'oliva e una varietà di vitamine e minerali dalla verdura fresca.

Wrap di Pollo e Verdure: utilizzare tortillas integrali per avvolgere strisce di petto di pollo grigliato, abbondante lattuga, peperoni, carote grattugiate e avocado. Un tocco di hummus o yogurt greco può aggiungere sapore e cremosità senza eccedere con le calorie. Questo pranzo è ricco di proteine magre, fibre e grassi monoinsaturi.

Zuppa di Lenticchie: una zuppa leggera ma saziante, preparata con lenticchie, carote, sedano, pomodori e spezie, può essere una scelta eccellente per il pranzo. Le lenticchie sono una fonte eccellente di proteine vegetali e fibre, che aiutano a mantenere la sazietà e supportano la salute digestiva.

Bowl di Salmone e Avocado: combinare riso integrale o un altro cereale integrale con salmone al forno, avocado, edamame e un mix di verdure crude o leggermente saltate in padella. Condire con una salsa a base di soia a ridotto contenuto di sodio e olio di sesamo per un pranzo nutriente che fornisce acidi grassi omega-3, proteine di alta qualità e fibre.

Insalata di Ceci e Orzo con Erbe Fresche: mescolare ceci, orzo cotto, pomodori, cetrioli e un mix di erbe fresche come prezzemolo, menta e basilico. Un leggero condimento a base di olio d'oliva e aceto balsamico completa questo pasto, che bilancia carboidrati complessi, proteine vegetali e grassi salutari.

Smoothie Bowl di Frutta e Verdura: per un pranzo veloce e ultra-nutriente, frullare insieme spinaci, banana, bacche congelate, proteine in polvere e latte di mandorla. Servire in una ciotola e guarnire con granola, cocco tritato e semi di chia per aggiungere croccantezza e ulteriori nutrienti.

Queste idee per il pranzo combinano ingredienti che offrono un equilibrio di macronutrienti essenziali, inclusi carboidrati complessi per l'energia, proteine magre per la costruzione e riparazione dei tessuti, e grassi salutari per la salute cardiovascolare. Scegliendo pranzi che sono sia leggeri che nutrienti, è possibile sostenere l'energia e la concentrazione per tutto il pomeriggio, evitando il calo di metà giornata e promuovendo al contempo una salute ottimale.

Cena: piatti gustosi che combattono l'infiammazione

La cena rappresenta un momento cruciale per nutrire il corpo con alimenti che non solo saziano e deliziano il palato, ma che offrono anche benefici antinfiammatori, contribuendo a combattere l'infiammazione e promuovere la salute a lungo termine. Scegliere ingredienti ricchi di nutrienti, antiossidanti e grassi salutari può aiutare a elaborare piatti serali che supportano il benessere generale. Ecco alcune idee per cene gustose che incorporano principi antinfiammatori:

Salmone al forno con salsa al pesto di rucola e quinoa: il salmone è noto per il suo alto contenuto di omega-3, acidi grassi che hanno potenti effetti antinfiammatori. Servirlo con un contorno di quinoa, un cereale integrale ricco di fibre, e condirlo con un pesto fatto in casa con rucola, noci, aglio e olio d'oliva extra vergine per un pasto ricco di antiossidanti.

Polpette di tacchino e verdure su letto di spaghetti di zucchine: preparare polpette mescolando carne di tacchino magra con spinaci tritati, carote e zucchine, e servirle su un letto di spaghetti di zucchine per un piatto ricco di proteine e povero di carboidrati. Questa cena leggera ma saziante fornisce un'abbondanza di nutrienti senza sovraccaricare il sistema digestivo.

Curry di ceci e verdure: i ceci sono una fonte eccellente di proteine vegetali e fibre, mentre il curry, ricco di spezie come curcuma e zenzero, offre potenti proprietà antinfiammatorie. Servire questo piatto ricco di sapori con un lato di riso integrale per aggiungere una porzione di carboidrati complessi.

Insalata tiepida di lenticchie con verdure arrostite e vinaigrette al balsamico: le lenticchie sono un'ottima fonte di proteine vegetali e fibre. Abbinare a verdure arrostite come zucchine, peperoni e pomodori per un pasto ricco di antiossidanti. Una vinaigrette al balsamico con olio d'oliva extra vergine aggiunge un tocco finale ricco di grassi salutari.

Tacos di pesce con salsa di avocado: utilizzare filetti di pesce magro come il merluzzo o il branzino, e servirli su tortillas integrali con una salsa di avocado fatta con avocado maturo, coriandolo, succo di lime e peperoncino. Questo pasto offre una combinazione equilibrata di proteine magre, grassi monoinsaturi e una varietà di vitamine e minerali.

Zuppa di lenticchie rosse con spinaci e zenzero: una zuppa calda e confortante è l'ideale per la cena, specialmente nei mesi più freddi. Le lenticchie rosse forniscono una base nutriente e saziante, mentre lo zenzero aggiunge un potente effetto antinfiammatorio. Gli spinaci aggiungono un ulteriore apporto di ferro e vitamine.

Queste idee per la cena non solo aiutano a combattere l'infiammazione ma sono anche progettate per essere gustose e soddisfacenti, dimostrando che una dieta salutare non deve mai essere noiosa o priva di sapore. Integrare questi piatti nella routine serale può aiutare a garantire che l'ultimo pasto della giornata contribuisca positivamente alla salute globale, senza sacrificare il piacere di mangiare bene.

Spuntini: le opzioni sane per i momenti di fame

Gli spuntini sani sono una componente essenziale di un'alimentazione equilibrata, offrendo la possibilità di integrare nutrienti importanti tra i pasti principali e mantenere stabili i livelli di energia durante la giornata. Scegliere opzioni nutrienti e sazianti può aiutare a evitare i cali di energia e la tentazione di cedere a cibi meno salutari. Ecco alcune idee per spuntini che combinano gusto, nutrimento e praticità, ideali per i momenti di fame.

Bastoncini di verdure e hummus: carote, cetrioli, peperoni e sedano tagliati a bastoncino sono perfetti da immergere in hummus ricco di proteine. Questa combinazione fornisce una buona dose di fibre, vitamine e minerali, oltre a grassi salutari provenienti dai semi di sesamo presenti nell'hummus.

Frutta con burro di noci: mele o banane affettate servite con una porzione di burro di mandorle o arachidi offrono un mix equilibrato di carboidrati naturali, grassi e proteine. Questo spuntino non solo sazia ma fornisce anche energia duratura.

Yogurt greco e bacche: lo yogurt greco, soprattutto se a basso contenuto di grassi, è una fonte eccellente di proteine e calcio. Abbinato a bacche fresche o congelate, ricche di antiossidanti, diventa uno spuntino delizioso e nutriente, perfetto in qualsiasi momento della giornata.

Mix di frutta secca e semi: un piccolo sacchetto di frutta secca e semi, come mandorle, noci, semi di zucca e semi di girasole, è ricco di grassi salutari, proteine e fibre. Questo spuntino è particolarmente pratico da portare con sé e offre un apporto energetico concentrato.

Barrette energetiche fatte in casa: preparare in casa barrette energetiche con avena, frutta secca, semi e un dolcificante naturale come il miele permette di controllare gli ingredienti e di evitare conservanti e zuccheri aggiunti. Queste barrette possono essere personalizzate con i propri ingredienti preferiti e sono ideali per uno spuntino veloce e nutriente.

Popcorn al forno con spezie: il popcorn, preparato senza burro e con una leggera spruzzata di olio d'oliva e spezie a piacere, può essere uno spuntino croccante e soddisfacente con un basso apporto calorico. Evitare le versioni preconfezionate, ricche di grassi e sale, a favore di una versione fatta in casa più salutare.

Smoothie di frutta e verdura: un piccolo frullato preparato con verdure a foglia verde, frutta e una base liquida come l'acqua di cocco o il latte di mandorla può fornire una ricca dose di nutrienti in un formato facilmente digeribile, ideale per uno spuntino rinfrescante e rivitalizzante.

Queste idee per spuntini non solo soddisfano la fame tra i pasti ma contribuiscono anche a una dieta bilanciata, supportando obiettivi di salute come la riduzione dell'infiammazione, il mantenimento del peso e l'incremento dell'energia. Incorporare una varietà di questi spuntini nella propria routine alimentare può aiutare a garantire un apporto costante di nutrienti essenziali, promuovendo al contempo una relazione positiva con il cibo e il benessere generale.

Adattare le ricette a specifiche alimentari (vegane, senza glutine, ecc.)

Adattare le ricette a specifiche esigenze alimentari, come diete vegane, senza glutine o altre restrizioni, è un processo creativo che permette di godere di piatti deliziosi rispettando al contempo le proprie scelte o necessità nutrizionali. Questo approccio richiede conoscenza degli ingredienti, flessibilità e sperimentazione, ma può portare a scoperte culinarie sorprendentemente gustose e salutari. Di seguito, alcune strategie per modificare le ricette tradizionali in versioni che si adattino a diverse diete.

Per Dieta Vegana:

Sostituzione delle Proteine Animali: utilizzare legumi, tofu, tempeh o seitan al posto di carne, pesce e pollame. Questi ingredienti possono essere marinati e cucinati in modo simile alle proteine animali per replicare le texture e i sapori desiderati.

Alternative ai Latticini: optare per latte e yogurt vegetali (mandorla, cocco, soia) e formaggi vegani. L'olio di cocco o la margarina vegetale possono sostituire il burro nelle ricette dolci e salate.

Uova: per le ricette che richiedono uova come legante, si possono usare sostituti come semi di lino o chia mescolati con acqua, purea di banana o mela, o yogurt vegetale.

Per Dieta Senza Glutine:

Farine Senza Glutine: sostituire la farina di grano con alternative senza glutine come farina di riso, farina di mandorle, farina di cocco o miscele di farine senza glutine pronte all'uso per panificazione e pasticceria.

Addensanti: utilizzare amido di mais, amido di tapioca o farina di riso al posto della farina di grano come addensante per salse e zuppe.

Attenzione alla Contaminazione Incrociata: quando si preparano alimenti senza glutine, è fondamentale evitare la contaminazione incrociata con alimenti contenenti glutine, utilizzando utensili e superfici di lavoro separate.

Per Altre Dieta Specifiche:

Basso Contenuto di Sodio: ridurre o eliminare il sale aggiunto, utilizzando erbe aromatiche, spezie e aceto per arricchire i sapori senza aggiungere sodio. Scegliere ingredienti freschi o poco lavorati, che tendono a contenere meno sodio rispetto agli alimenti confezionati.

Paleo: sostituire cereali e legumi con un maggiore apporto di verdure, frutta a guscio e semi, e utilizzare carne di alta qualità, preferibilmente da allevamento biologico o pascolo.

La chiave per adattare con successo le ricette a specifiche esigenze alimentari è la sperimentazione.

Non tutte le sostituzioni funzioneranno allo stesso modo in ogni ricetta; quindi, può essere necessario provare diverse combinazioni per ottenere i risultati desiderati. Inoltre, la ricerca di ricette già adattate online o in libri di cucina specializzati può offrire ispirazione e linee guida utili.

Adattare le ricette alle proprie esigenze dietetiche non solo rende possibile godere di un'ampia varietà di piatti deliziosi e nutritivi, ma può anche essere un'opportunità per esplorare nuovi ingredienti e tecniche culinarie, arricchendo l'esperienza di cucina e di pasto.

Capitolo 4: Integrare l'Attività Fisica nel Tuo Piano

Importanza dell'esercizio fisico nella riduzione dell'infiammazione

L'esercizio fisico gioca un ruolo cruciale nella promozione della salute e nel prevenire le malattie, in particolare attraverso la sua capacità di ridurre l'infiammazione sistemica nel corpo. L'attività fisica regolare non solo aiuta a controllare il peso e a migliorare la salute mentale, ma ha anche effetti diretti sulla riduzione dei livelli di sostanze infiammatorie nel corpo.

L'esercizio fisico può ridurre i livelli di proteina C-reattiva (PCR) e di altri marcatori infiammatori nel sangue. Questo effetto è particolarmente evidente con l'esercizio regolare a intensità moderata.

L'attività fisica migliora la salute dei vasi sanguigni, aumentando la produzione di ossido nitrico e migliorando la funzione endoteliale. Questo aiuta a ridurre l'infiammazione e a prevenire l'aterosclerosi.

L'esercizio può ridurre l'infiammazione riducendo il volume del tessuto adiposo, particolarmente importante poiché l'adipe, soprattutto quello viscerale, produce sostanze infiammatorie.

L'attività fisica stimola l'autofagia nei muscoli e in altri tessuti, un processo che aiuta a rimuovere le cellule danneggiate e a ridurre l'infiammazione.

L'esercizio regolare può rafforzare il sistema immunitario, migliorando la capacità del corpo di combattere le infezioni senza innescare una risposta infiammatoria eccessiva.

L'attività aerobica, come camminare, correre, nuotare o andare in bicicletta, è stata ampiamente studiata per i suoi benefici antinfiammatori. Questi tipi di esercizi aumentano il flusso sanguigno, migliorano la funzione cardiaca e riducono i marcatori infiammatori.

L'esercizio di resistenza, come il sollevamento pesi o gli esercizi a corpo libero, contribuisce anche alla riduzione dell'infiammazione migliorando la composizione corporea, aumentando la massa muscolare magra e diminuendo la percentuale di grasso corporeo.

L'allenamento a intervalli ad alta intensità (HIIT) può offrire benefici antinfiammatori in tempi di allenamento più brevi, rendendolo una scelta efficace per coloro che hanno poco tempo.

Anche pratiche a bassa intensità come lo yoga e il tai-chi sono state riconosciute per i loro effetti antinfiammatori, grazie alla loro capacità di ridurre lo stress, migliorare la mobilità e promuovere un senso di benessere generale.

In conclusione, incorporare regolarmente varie forme di esercizio fisico nella propria routine è una strategia efficace per ridurre l'infiammazione e migliorare la salute generale. L'attività fisica non solo offre benefici immediati per il benessere fisico e mentale, ma può anche fornire una protezione a lungo termine contro l'insorgenza e la progressione delle malattie croniche legate all'infiammazione. La chiave è trovare forme di esercizio che siano piacevoli e sostenibili a lungo termine, garantendo così coerenza e massimizzando i benefici per la salute.

Esercizi consigliati per i giorni di dieta e pausa

Integrare l'esercizio fisico nei giorni di dieta e pausa è una strategia efficace per mantenere un equilibrio tra attività fisica e riposo, contribuendo a massimizzare i benefici per la salute senza sovraccaricare il corpo. La chiave è scegliere esercizi che si allineino con i livelli di energia e gli obiettivi specifici per ciascun giorno, assicurando così che l'attività fisica supporti il benessere complessivo.

Nei giorni di dieta, quando l'apporto calorico potrebbe essere inferiore, privilegiare esercizi a bassa o moderata intensità può aiutare a mantenere l'attività fisica senza esaurire le riserve energetiche.

Una camminata veloce o un jogging leggero all'aperto possono offrire benefici cardiovascolari senza esercitare uno stress eccessivo sul corpo. Queste attività aiutano anche a migliorare l'umore grazie all'esposizione alla luce solare e alla natura.

Pratiche come yoga e pilates sono ideali per i giorni di dieta, poiché migliorano la flessibilità, la forza e la consapevolezza corporea, con un impatto minimo sul consumo calorico.

Il nuoto è un'eccellente attività a basso impatto che esercita tutti i principali gruppi muscolari, migliorando la forza e l'endurance senza sovraccaricare le articolazioni.

Andare in bicicletta, soprattutto a un ritmo moderato, è un'ottima attività cardio che può essere adattata facilmente in base all'energia e alla forma fisica.

Nei giorni di pausa, quando si consumano più calorie e si può disporre di maggiore energia, includere esercizi di intensità moderata ad alta può aiutare a sfruttare al meglio l'apporto calorico aumentato.

Allenamento a Intervalli ad Alta Intensità (HIIT) può essere particolarmente efficace nei giorni di pausa per stimolare il metabolismo e migliorare la capacità cardiovascolare e muscolare in brevi sessioni di allenamento.

Il sollevamento pesi o l'allenamento di resistenza migliorano la forza muscolare e la densità ossea. Avere un maggiore apporto calorico in questi giorni supporta la riparazione e la crescita muscolare.

Approfittare dell'energia aggiuntiva per impegnarsi in allenamenti cardio più lunghi o più intensi, come la corsa, può migliorare l'endurance e bruciare calorie.

Partecipare a sport di squadra o attività di gruppo nei giorni di pausa non solo fornisce un allenamento fisico ma offre anche benefici sociali e psicologici.

Indipendentemente dal tipo di esercizio scelto, è importante ascoltare il proprio corpo e adeguare l'intensità e la durata dell'attività alle proprie capacità e livelli di energia. Alternare diversi tipi di esercizio nei giorni di dieta e pausa può aiutare a mantenere un programma di allenamento equilibrato, prevenendo la monotonia e promuovendo un approccio olistico alla salute e al benessere.

Adottare questa strategia consente non solo di sostenere gli obiettivi di perdita di peso o di mantenimento della forma fisica ma anche di garantire che il corpo riceva il riposo e il recupero necessari, riducendo il rischio di infortuni e stress e promuovendo una salute ottimale a lungo termine.

Come evitare infortuni e stress?

Evitare infortuni e stress durante l'esercizio fisico è essenziale per mantenere una routine di allenamento sostenibile e per promuovere la salute e il benessere a lungo termine. La prevenzione degli infortuni e la gestione dello stress richiedono un approccio olistico che tenga conto sia dell'aspetto fisico che di quello mentale dell'esercizio.

Iniziare ogni sessione di allenamento con un riscaldamento graduale aiuta ad aumentare la temperatura corporea e la circolazione del sangue ai muscoli, preparandoli all'attività fisica. Analogamente, concludere con esercizi di defaticamento e stretching aiuta a ridurre l'accumulo di acido lattico, diminuendo il rischio di dolori muscolari post-allenamento.

Aumentare l'intensità e la durata dell'esercizio gradualmente è fondamentale per evitare sovraccarichi che possono portare a infortuni. Seguire il principio dell'overload progressivo permette al corpo di adattarsi e diventare più forte senza essere sovraccaricato.

Utilizzare la tecnica corretta durante l'esercizio è cruciale per prevenire infortuni. Se necessario, lavorare con un allenatore qualificato o un fisioterapista per imparare e perfezionare le tecniche di allenamento, specialmente per movimenti complessi o sollevamento pesi.

Prestare attenzione ai segnali del proprio corpo e riconoscere la differenza tra il dolore muscolare normale e il dolore da infortunio. Riposare in caso di dolore acuto o persistente e consultare un professionista se il dolore continua.

Integrare giorni di riposo e recupero attivo nella routine di allenamento consente ai muscoli di ripararsi e rafforzarsi. Il sonno di qualità è inoltre essenziale per il recupero fisico e mentale, influenzando positivamente le prestazioni e la motivazione.

Praticare tecniche di riduzione dello stress come la meditazione, il respiro profondo o lo yoga può aiutare a mantenere una mente calma e concentrata, riducendo il rischio di infortuni dovuti a distrazione o tensione eccessiva.

Variare gli esercizi e le modalità di allenamento non solo previene la monotonia ma distribuisce anche lo stress fisico su diversi gruppi muscolari, riducendo il rischio di sovraccarico e infortuni.

Adottando queste strategie, è possibile creare una routine di esercizio che non solo migliora la forma fisica e promuove la salute ma minimizza anche il rischio di infortuni e gestisce efficacemente lo stress. Questo approccio olistico garantisce che l'attività fisica rimanga una fonte di gioia e di benessere, piuttosto che diventare una fonte di dolore o frustrazione.

Stabilire una routine di esercizio sostenibile

Stabilire una routine di esercizio sostenibile è fondamentale per mantenere la salute e il benessere a lungo termine. Una routine sostenibile che si adatta allo stile di vita, agli interessi e alle capacità fisiche, garantendo che rimanga un componente costante e gratificante della vita.

Sia che si voglia migliorare la orma fisica, perdere peso, aumentare la forza o semplicemente mantenere uno stile di vita attivo, stabilire obiettivi chiari è il primo passo. Gli obiettivi dovrebbero essere specifici, misurabili, raggiungibili, rilevanti e temporali (SMART) per mantenere la motivazione alta e monitorare i progressi.

La chiave per mantenere una routine di esercizio è scegliere attività che si trovano piacevoli. Se si ama stare all'aria aperta, considerare il jogging, il ciclismo o l'escursionismo. Se si preferisce attività di gruppo, guardare ai corsi di fitness in palestra o agli sport di squadra. Anche la danza, lo yoga o l'allenamento a casa possono essere ottime opzioni.

Un programma di allenamento ben bilanciato include una varietà di esercizi cardiovascolari, di forza, di flessibilità e di equilibrio. Questo non solo previene la noia ma aiuta anche a ridurre il rischio di infortuni come abbiamo visto, migliorando diversi aspetti della forma fisica.

Valutare onestamente quanto tempo dedicare all'esercizio fisico ogni settimana. Invece di puntare a sessioni di allenamento lunghe e poco frequenti, si potrebbe trovare più sostenibile impegnarsi in sessioni più brevi ma più regolari.

Riconoscere i segnali del corpo è essenziale per prevenire l'eccesso di allenamento e gli infortuni. Includere giorni di riposo e recupero attivo nella routine e non esitare a modificare l'intensità dell'allenamento se si sente dolore o eccessiva fatica.

Trovare modi per rendere l'esercizio fisico una parte naturale della giornata. Ciò potrebbe significare andare in bicicletta per andare al lavoro, fare una passeggiata durante la pausa pranzo o praticare stretching mentre si guarda la TV.

Tenere traccia dei progressi può fornire una motivazione continua e aiutare a rimanere concentrati sugli obiettivi. Usare una app, un diario di allenamento o semplicemente annotare le prestazioni in un calendario.

La vita può essere imprevedibile, quindi è importante che la routine di esercizio possa adattarsi a cambiamenti di programma, malattie o altri impegni. Avere un approccio flessibile aiuterà a mantenere la costanza senza sentirsi in colpa per le variazioni occasionali.

Coinvolgere amici, familiari o un allenatore può fornire supporto aggiuntivo e motivazione. Allenarsi con altri può anche rendere l'esercizio più divertente e meno isolato.

Creare una routine di esercizio sostenibile richiede tempo, pazienza e sperimentazione. Ascoltando il corpo e adattando l'attività fisica alle esigenze e preferenze personali, puoi sviluppare un programma che non solo migliora la salute fisica ma arricchisce anche la vita quotidiana.

Bilanciare riposo e attività

Bilanciare riposo e attività è un aspetto fondamentale del mantenimento della salute e del benessere complessivi. Un equilibrio ottimale tra esercizio fisico e recupero è cruciale per massimizzare i benefici dell'attività fisica, prevenire gli infortuni e garantire che il corpo abbia tempo sufficiente per ripararsi e rafforzarsi. Questo equilibrio aiuta anche a gestire lo stress e a migliorare la qualità del sonno, entrambi fattori importanti per il benessere generale.

Imparare a riconoscere i segnali del proprio corpo è essenziale per determinare quando spingere l'allenamento e quando è tempo di riposare. Sintomi come eccessiva stanchezza, dolori muscolari persistenti, o una diminuzione delle prestazioni possono indicare la necessità di più riposo.

I giorni di riposo non devono necessariamente significare assenza completa di movimento. Attività leggere come camminare, stretching o yoga possono contribuire a mantenere il corpo in movimento, favorendo il recupero muscolare e la mobilità senza sovraccaricare il sistema.

Alternare giorni di allenamento ad alta intensità con giorni di attività a bassa o moderata intensità può aiutare a prevenire l'eccesso di allenamento. Questo approccio permette al corpo di recuperare tra le sessioni più impegnative, riducendo il rischio di infortuni.

Il sonno di qualità è uno degli aspetti più critici del recupero. Assicurarsi di ottenere abbastanza riposo ogni notte supporta la riparazione muscolare, la regolazione ormonale e il recupero cognitivo, tutti elementi essenziali per una buona salute e prestazioni ottimali.

Tecniche di riduzione dello stress come la meditazione, la respirazione profonda e il tempo trascorso nella natura possono migliorare la qualità del riposo e la capacità del corpo di recuperare dall'attività fisica. Gestire efficacemente lo stress è importante tanto quanto l'esercizio fisico per mantenere l'equilibrio tra riposo e attività.

Bilanciare riposo e attività richiede un approccio attento e personalizzato, tenendo conto delle proprie esigenze fisiche, mentali ed emotive. Adottando queste strategie, è possibile sostenere una routine di esercizio sostenibile che promuova la salute e il benessere a lungo termine, evitando gli eccessi di allenamento e massimizzando i benefici dell'attività fisica.

Capitolo 5: Gestire le Sfide e le Tentazioni

Strategie per affrontare la fame e le voglie

Affrontare la fame e le voglie è una parte fondamentale della gestione di una dieta equilibrata e del mantenimento di uno stile di vita sano. Le voglie, in particolare, possono rappresentare una sfida significativa, spesso portando a scelte alimentari meno salutari. Tuttavia, con strategie mirate, è possibile ridurre la fame e gestire efficacemente le voglie, favorendo così il raggiungimento degli obiettivi di salute e benessere.

Consumare pasti come abbiamo visto nei capitoli precedenti. In questo modo si ha un apporto calorico equilibrato e si garantisce nell'arco della giornata la sazietà.

A volte però, il corpo può confondere la sete con la fame. Bere un bicchiere d'acqua prima di cedere a una voglia può aiutare a determinare se si è veramente affamati o semplicemente disidratati.

Riconoscere se la fame proviene da un bisogno fisico di nutrimento o da emozioni come noia, stress o tristezza è cruciale. Trovare altre vie per gestire le emozioni, come l'esercizio fisico o hobby rilassanti, può ridurre il ricorso al cibo come conforto.

Come abbiamo visto avere a disposizione spuntini sani può aiutare a gestire la fame tra i pasti e prevenire le scelte alimentari impulsive.

È importante sapere che la privazione del sonno può influenzare gli ormoni della fame, aumentando quindi la fame e le voglie di cibi ricchi di grassi e zuccheri. Assicurarsi un riposo adeguato può aiutare a regolare questi ormoni e ridurre le voglie.

Se le voglie per certi alimenti sono persistenti, cercare alternative più salutari che soddisfino il desiderio senza compromettere gli obiettivi di salute. Ad esempio, se si desidera qualcosa di dolce, optare per frutta fresca anziché dolci elaborati.

Mangiare in modo consapevole e senza distrazioni permette di godere appieno del cibo e di riconoscere i segnali di sazietà del corpo, riducendo così la probabilità di mangiare eccessivamente o di cedere a voglie impulsive.

Tenere fuori dalla vista e dalla mente cibi che tendono a scatenare voglie può ridurre la tentazione. Se un alimento particolare è una fonte costante di voglie, considerare di non tenerlo in casa.

Includere occasionalmente gli alimenti desiderati in piccole quantità può prevenire il senso di privazione e ridurre le probabilità di abbuffate. L'approccio chiave è la moderazione.

Implementando queste strategie, è possibile affrontare in modo proattivo la fame e le voglie, mantenendo al contempo uno stile di vita sano e sostenibile. Questo approccio bilanciato non solo supporta il benessere fisico ma promuove anche una relazione positiva e salutare con il cibo.

Come gestire gli eventi sociali e i pasti fuori casa

Gestire gli eventi sociali e i pasti fuori casa rappresenta una sfida comune per chiunque cerchi di mantenere una dieta equilibrata e uno stile di vita sano. Tuttavia, con una pianificazione adeguata e strategie mirate, è possibile godersi questi momenti senza compromettere i propri obiettivi di salute.

Se si partecipa a un evento sociale o a una cena fuori casa, cercare innanzitutto di pianificare in anticipo. Esaminare il menu del ristorante online per scegliere opzioni più sane o mangiare uno spuntino leggero prima di uscire per evitare di arrivare affamati e fare scelte impulsive.

Mai saltare i pasti prima di un evento o una cena fuori perché può portare a una fame eccessiva, rendendo più difficile resistere a cibi meno salutari. Assicurarsi di seguire i normali orari dei pasti per mantenere stabili i livelli di zucchero nel sangue.

Quando si ordina al ristorante, cercare opzioni che siano cotte in modo salutare, come al vapore, alla griglia o al forno, piuttosto che fritte o impanate. Optare per piatti che includono abbondanti verdure e proteine magre.

Le porzioni nei ristoranti sono spesso più grandi di quelle consigliate. Considerare l'idea di condividere un piatto con qualcuno, ordinare un antipasto come piatto principale o chiedere di mettere metà porzione in un contenitore da portare a casa fin dall'inizio del pasto.

Le bevande zuccherate, gli alcolici e i cocktail possono aggiungere un numero significativo di calorie vuote. Scegliere acqua, tè non zuccherato o bevande alcoliche semplici con un mixer a basso contenuto calorico come soda o acqua tonica.

Se c'è un piatto che si desidera veramente, permettersi di assaporarlo con moderazione. Privarsi completamente può portare a voglie intense e potenziali abbuffate in futuro.

Non esitare a chiedere modifiche all' ordine per renderlo più salutare, come sostituire le patate fritte con verdure o chiedere condimenti e salse a parte.

Ricordarsi che l'aspetto più importante degli eventi sociali e dei pasti fuori casa è godersi il tempo trascorso con amici e familiari. Concentrarsi sulle interazioni piuttosto che sul cibo può aiutare a ridurre lo stress associato al mangiare in pubblico.

Adottando questi approcci, è possibile mantenere uno stile di vita sano e bilanciato, anche quando si partecipa a eventi sociali o si mangia fuori.

Affrontare lo stallo del peso e come superarlo

Affrontare uno stallo del peso, comunemente noto come plateau di peso, può essere frustrante e scoraggiante nel percorso verso il raggiungimento degli obiettivi di salute e forma fisica. Questo fenomeno si verifica quando, nonostante l'aderenza a un regime alimentare e di esercizio fisico, si assiste a un arresto improvviso della perdita di peso. Tuttavia, con approcci strategici e adeguamenti al proprio stile di vita, è possibile superare questo ostacolo e continuare verso i propri obiettivi. Ecco come:

- Il fabbisogno calorico del corpo cambia man mano che si perde peso, poiché un corpo più leggero richiede meno energia. Utilizzare strumenti o consultare un professionista per adeguare l'assunzione calorica alle attuali esigenze può aiutare a rompere lo stallo.
- Modificare la routine di allenamento aumentandone l'intensità o la varietà può stimolare il corpo in nuovi modi, superando l'adattamento che può portare al plateau. Provare nuove forme di esercizio o

aggiungere intervalli di alta intensità può essere efficace.

- Non solo le calorie, ma anche la qualità del cibo è fondamentale per la perdita di peso. Concentrarsi su alimenti interi, nutrienti e minimamente processati per ottimizzare il metabolismo e la sazietà.

- Sperimentare con il timing dei pasti, come il frazionamento dei pasti o il time-restricted feeding, può aiutare a stimolare il metabolismo e influenzare la perdita di peso.

- Il sonno insufficiente può influenzare negativamente gli ormoni della fame e del metabolismo, rendendo più difficile la perdita di peso. Assicurarsi un sonno di qualità può aiutare a superare il plateau.

- Bere acqua adeguata è essenziale per il metabolismo efficiente e può aiutare a gestire l'appetito. A volte, la sete può essere confusa con la fame.

- Livelli elevati di stress possono portare a un aumento del cortisolo, che può influenzare negativamente il peso. Pratiche di riduzione dello stress come meditazione, yoga o passeggiate nella natura possono essere utili.

- Utilizzare misure del corpo o analisi della composizione corporea può offrire una visione più completa dei progressi, al di là del peso sulla bilancia. Aumenti della massa muscolare e riduzioni del grasso corporeo possono non riflettersi in una diminuzione del peso, ma indicano miglioramenti nella salute e nella forma fisica.

- Documentare l'assunzione di cibo e l'attività fisica può aiutare a identificare aree per possibili miglioramenti e assicurare l'aderenza al piano.
- Il progresso richiede tempo e la perdita di peso non è lineare. Mantenere la coerenza nell'alimentazione e nell'esercizio fisico, anche durante uno stallo, è cruciale per il successo a lungo termine.

Superare uno stallo del peso richiede un approccio olistico che tenga conto di dieta, esercizio fisico, riposo e gestione dello stress. Con pazienza, persistenza e i giusti adeguamenti, è possibile riprendere il progresso verso i propri obiettivi di salute e benessere.

Mantenere la motivazione alta

Mantenere alta la motivazione nel percorso verso il raggiungimento degli obiettivi di salute e benessere è spesso uno degli aspetti più sfidanti. La motivazione può fluttuare a causa di vari fattori, inclusi rallentamenti nei progressi, routine quotidiane stressanti, o semplicemente la naturale diminuzione dell'entusiasmo iniziale. Tuttavia, esistono strategie efficaci per rinvigorire la motivazione e rimanere concentrati sulle proprie mete.

Gli obiettivi SMART (Specifici, Misurabili, Attuabili, Rilevanti, Temporizzati) forniscono una direzione chiara e rendono più facile monitorare i progressi. Celebrare anche i piccoli successi lungo il percorso può aumentare significativamente la motivazione.

Riflettere sul motivo che ha spinto ad iniziare può riaccendere la motivazione. Che si tratti di migliorare la salute, sentirsi meglio fisicamente o raggiungere un traguardo personale, ricordare il "perché" può fornire la spinta emotiva necessaria per andare avanti.

Condividere gli obiettivi con amici, familiari o un gruppo di supporto può offrire incoraggiamento e responsabilità. Un allenatore o un consulente nutrizionale può anche fornire orientamento professionale e motivazione.

Introdurre varietà nell'allenamento e nella dieta può prevenire la noia e rinnovare l'interesse. Sperimentare nuovi sport, ricette o modalità di allenamento può rendere il percorso verso gli obiettivi più stimolante e divertente.

Creare un sistema di ricompense per i traguardi raggiunti che non includano il cibo può essere un grande motivatore. Che si tratti di un nuovo libro, un massaggio o una giornata di relax, scegliere premi che celebrino i successi e incoraggino a proseguire.

Documentare i progressi, i pensieri e le sfide in un diario può aiutare a mantenere la prospettiva e a riconoscere quanta strada si è fatta dall'inizio. Questa pratica può anche aiutare a identificare modelli o abitudini che influenzano la motivazione.

Considerare ogni contrattempo come un'opportunità di apprendimento piuttosto che un fallimento. Analizzare cosa non ha funzionato e perché può fornire intuizioni preziose per fare adeguamenti positivi.

Evitare di essere troppo rigidi nelle aspettative. Permettersi flessibilità nella dieta e nell'esercizio fisico può aiutare a mantenere uno stile di vita sano senza sentirsi privati o sopraffatti.

La visualizzazione positiva è una potente tecnica motivazionale. Immaginare il raggiungimento degli obiettivi può aumentare la determinazione e la fiducia in sé stessi.

Sostituire il dialogo interno negativo con affermazioni positive può trasformare l'approccio agli obiettivi di salute e benessere. Riconoscere il proprio valore e celebrare ogni passo nella direzione giusta può mantenere alta la motivazione.

Adottando queste strategie, è possibile superare gli alti e bassi della motivazione e mantenere uno slancio costante verso il raggiungimento degli obiettivi di salute e benessere a lungo termine.

Adattare la dieta alle situazioni di stress e cambiamenti della vita

Adattare la dieta alle situazioni di stress e ai cambiamenti della vita è cruciale per mantenere il benessere fisico e mentale. Durante i periodi di stress, sia esso dovuto a cambiamenti lavorativi, personali o globali, le abitudini alimentari possono subire variazioni significative, spesso portando a scelte meno salutari. Inoltre, i cambiamenti della vita, come un nuovo lavoro, un trasloco o l'arrivo di un bambino, possono alterare le routine consolidate, influenzando la dieta.

Comprendere come lo stress influisce sulle scelte alimentari è il primo passo per adattare la dieta in modo proattivo. Lo stress può portare a mangiare emotivamente o a trascurare l'alimentazione. Riconoscere questi modelli può aiutarti a sviluppare strategie per affrontarli.

Durante i periodi di stress o di grandi cambiamenti, la pianificazione dei pasti può essere una ancora di salvezza.

Cercare di mantenere le abitudini alimentari regolari anche nei periodi di cambiamento. Mangiare a orari regolari può aiutare a stabilizzare i livelli di energia e l'umore.

Prestare attenzione ai segnali di fame e sazietà del corpo. Mangiare consapevolmente aiuta a evitare di mangiare in eccesso o di sottoalimentarsi durante i periodi stressanti.

Avere a portata di mano snack sani può prevenire la tentazione di ricorrere a opzioni meno salutari quando si è sotto pressione.

Non trascurare l'importanza dell'idratazione. L'acqua supporta la funzione cognitiva e può aiutare a gestire lo stress. Bere acqua regolarmente nel corso della giornata è fondamentale.

Se si sta lottando per mantenere una dieta equilibrata a causa dello stress o dei cambiamenti della vita, considerare la possibilità di cercare il supporto di un professionista della nutrizione. Un dietista può offrire consigli personalizzati e strategie pratiche.

Infine, riconoscere che i periodi di stress e cambiamento possono richiedere un adattamento e che è normale sperimentare alti e bassi. Essere flessibili e gentili con sé stessi può aiutare a navigare meglio in questi periodi senza colpevolizzare.

Adattare la dieta alle situazioni di stress e ai cambiamenti della vita richiede consapevolezza, pianificazione e flessibilità.

Capitolo 6: Monitorare i Progressi e Fare Aggiustamenti

Come e quando misurare i progressi

Misurare i progressi nel percorso verso il raggiungimento degli obiettivi di salute e benessere è cruciale per valutare l'efficacia del proprio piano di dieta ed esercizio fisico, mantenere la motivazione e identificare quando potrebbero essere necessari degli aggiustamenti. Tuttavia, è fondamentale approcciare la misurazione dei progressi in modo olistico e considerare diversi indicatori di successo. Ecco come e quando misurare i progressi in modo efficace.

1. Oltre al peso corporeo, considerare altri indicatori come misure del corpo (circonferenze di vita, fianchi, braccia), livelli di energia, qualità del sonno, miglioramenti nella forza e nell'endurance, e sensazioni di benessere generale. Questi indicatori possono fornire una visione più completa dei tuoi progressi.

2. Sebbene il peso corporeo sia un indicatore comune di progresso, può essere ingannevole a causa delle fluttuazioni giornaliere legate a idratazione, orario dei pasti e altri fattori. È consigliabile pesarsi non più di una

volta a settimana, alla stessa ora del giorno e nelle stesse condizioni per avere misurazioni consistenti.

3. Prendere fotografie del proprio corpo in posizioni standardizzate può essere un ottimo modo per visualizzare i cambiamenti nel tempo. Mantenere un diario delle proprie sensazioni può anche aiutare a riconoscere i progressi nel benessere emotivo e fisico che non sono sempre visibili esternamente.

4. Registrare miglioramenti nelle prestazioni durante l'esercizio, come la capacità di sollevare pesi più pesanti, correre più velocemente o eseguire più ripetizioni, è un indicatore importante di progresso. Questi miglioramenti riflettono guadagni in forza, resistenza e fitness complessivo.

5. Stabilire intervalli regolari per la valutazione dei progressi può aiutare a mantenere la concentrazione sugli obiettivi a lungo termine. Questo potrebbe significare impostare controlli mensili, trimestrali o semestrali in base agli obiettivi specifici.

6. Utilizzare metodi per valutare la composizione corporea, come bilance impedenziometriche o plicometriche, può fornire dettagli sui cambiamenti nella massa grassa rispetto alla massa magra, offrendo una prospettiva più accurata dei progressi rispetto al solo peso corporeo.

7. Valutare come le modifiche alla dieta e all'esercizio fisico hanno influenzato lo stile di vita generale, inclusi il sonno, l'umore e i livelli di energia. Questi cambiamenti qualitativi sono spesso indicatori significativi di progresso.

8. Sulla base dei progressi misurati, potrebbe essere necessario rivedere e adattare gli obiettivi per assicurarsi che rimangano rilevanti e sfidanti. Questo processo di valutazione continua garantisce che gli obiettivi si evolvano insieme ai tuoi progressi.

Approcciare la misurazione dei progressi con una mentalità aperta e olistica permette di riconoscere tutti i tipi di successi lungo il percorso, incoraggiando una visione più completa della propria salute e benessere. Riconoscere e celebrare questi progressi può fornire la motivazione necessaria per continuare a perseguire i propri obiettivi con dedizione e impegno.

Interpretare i segnali del corpo e fare aggiustamenti

Interpretare i segnali del corpo e fare adeguamenti è essenziale per ottimizzare la propria salute e benessere. Il corpo comunica costantemente il suo stato di salute, benessere e le sue necessità attraverso vari segnali. Essere in sintonia con questi messaggi e saperli interpretare correttamente consente di apportare modifiche proattive alla dieta, all'esercizio fisico e allo stile di vita, favorendo così una salute ottimale.

Imparare a distinguere tra fame fisica e fame emotiva può aiutarti a regolare l'assunzione di cibo in base alle reali necessità del corpo. Mangiare lentamente e fare pause durante i pasti può aiutare a riconoscere meglio i segnali di sazietà, prevenendo così la sovralimentazione.

Livelli di energia fluttuanti o persistenti sentimenti di stanchezza possono indicare carenze nutrizionali, disidratazione o un'eccessiva intensità nell'esercizio fisico. Aiutare l'apporto di nutrienti, aumentare l'idratazione o modificare la routine di allenamento possono essere strategie efficaci per affrontare questi problemi.

La qualità del sonno può influenzare ed essere influenzata dalla dieta e dall'attività fisica. Se si riscontrano problemi di sonno, considerare di limitare il consumo di caffeina e di schermi luminosi prima di coricarsi, e di includere attività rilassanti nella routine serale.

Disturbi digestivi dopo aver mangiato certi cibi possono segnalare intolleranze alimentari o sensibilità. Eliminare temporaneamente questi alimenti e reintrodurli gradualmente può aiutare a identificare i colpevoli e adattare di conseguenza la dieta.

L'aspetto della pelle, dei capelli e delle unghie può riflettere lo stato di salute generale e nutrizionale. Secchezza, opacità o fragilità possono indicare carenze di vitamine o minerali. Aumentare il consumo di alimenti ricchi di nutrienti essenziali può contribuire a migliorare questi aspetti.

Sentimenti di stress e ansia possono essere mitigati attraverso l'esercizio fisico, pratiche di mindfulness e una dieta equilibrata. Identificare attività che promuovono il relax e l'equilibrio emotivo può aiutare a gestire efficacemente lo stress.

Dolore muscolare eccessivo o affaticamento possono indicare che il corpo non si sta riprendendo adeguatamente tra le sessioni di allenamento. Assegnare più tempo al riposo o alternare tipi di esercizio può prevenire l'overtraining e promuovere una migliore ripresa.

Le emozioni possono influenzare ed essere influenzate dalle scelte di vita. Se ci si accorge che certi alimenti o modelli di esercizio influenzano negativamente l'umore, considerare di apportare modifiche per trovare un equilibrio che supporti la salute emotiva.

Sintonizzarsi sui segnali del corpo e interpretarli correttamente consente di fare scelte informate che promuovono la salute e il benessere. Questo processo di ascolto attivo e adeguamento è un componente chiave per sviluppare uno stile di vita sano e sostenibile.

Uso di app e strumenti per tracciare

L'uso di app e strumenti per tracciare progressi, abitudini alimentari e attività fisica è diventato un componente integrante di molti programmi di salute e benessere. Questi strumenti tecnologici offrono un modo semplice e immediato per raccogliere dati sul proprio stile di vita, permettendo di stabilire obiettivi, monitorare i progressi e fare adeguamenti in tempo reale. Ecco come l'utilizzo di app e strumenti digitali può supportare il tuo percorso verso il benessere.

Le App di tracciamento alimentare consentono di registrare facilmente il consumo giornaliero di cibo, fornendo una panoramica dettagliata dell'apporto calorico, dei macronutrienti e dei micronutrienti. Questa consapevolezza può aiutare a identificare modelli alimentari, preferenze nutrizionali e potenziali carenze, facilitando l'adeguamento dell'alimentazione in base agli obiettivi di salute.

Le app di fitness e i dispositivi indossabili invece tracciano vari aspetti dell'attività fisica, come il numero di passi, la distanza percorsa, le calorie bruciate e persino la qualità del sonno. Questi dati possono motivare a mantenere un livello di attività costante e a stabilire obiettivi di fitness progressivamente più sfidanti.

Gli strumenti di monitoraggio del sonno possono valutare la durata e la qualità del riposo notturno, fornendo insight su come il sonno influisce sul benessere generale e identificando aree di miglioramento per ottimizzare il recupero fisico e mentale.

Le App dedicate alla mindfulness e alla gestione dello stress offrono esercizi guidati di meditazione, respirazione profonda e rilassamento, utili per ridurre l'ansia e migliorare la salute mentale. Queste pratiche possono essere tracciate e integrate in una routine quotidiana per promuovere un equilibrio emotivo.

Molte app includono funzionalità sociali che consentono di condividere i propri successi, stabilire sfide con amici o partecipare a comunità online con interessi simili. Questo aspetto sociale può offrire un ulteriore livello di supporto e motivazione.

Impostare obiettivi personalizzati attraverso le app può aiutare a mantenere la concentrazione sulle priorità di salute. Molte app offrono anche sistemi di ricompensa virtuale per il raggiungimento di traguardi, aumentando la motivazione.

L'analisi dei dati raccolti permette di generare report dettagliati sui progressi compiuti, offrendo una visione chiara di come le abitudini quotidiane influenzano la salute. Questi insight possono essere fondamentali per apportare modifiche informate al proprio stile di vita.

L'integrazione di app e strumenti digitali nel proprio percorso di benessere consente di avere un controllo maggiore sulle proprie abitudini di vita, facilitando l'adozione di scelte più salutari. Tuttavia, è importante ricordare che la tecnologia dovrebbe agire come un supporto e non come un sostituto dell'ascolto attivo del proprio corpo e delle consulenze professionali quando necessario.

Quando è il momento di rivolgersi a un professionista

Rivolgersi a un professionista della salute può essere un passo cruciale nel proprio percorso di benessere, specialmente quando si incontrano ostacoli che sembrano insormontabili o quando si hanno esigenze specifiche che richiedono un'attenzione particolare.

Capire quando è il momento di cercare l'aiuto di un esperto può fare la differenza nel raggiungimento degli obiettivi di salute e benessere. Ecco alcune situazioni in cui potrebbe essere consigliabile consultare un professionista.

Progressi Insoddisfacenti: se, nonostante l'impegno costante nella dieta e nell'esercizio fisico, non si vedono i progressi desiderati o si raggiunge un plateau di peso per un periodo prolungato, un professionista può aiutare a identificare potenziali problemi sottostanti e a proporre strategie efficaci per superarli.

Condizioni Mediche Preesistenti: persone con condizioni mediche croniche come diabete, malattie cardiache, disturbi della tiroide o altre condizioni che possono influenzare il metabolismo, la dieta o l'attività fisica, possono trarre grande beneficio dalla consulenza di specialisti che possono offrire consigli personalizzati.

Sintomi Fisici Preoccupanti: se si sperimentano sintomi come stanchezza cronica, dolori inspiegabili, disturbi digestivi persistenti o altri cambiamenti nel benessere fisico, è importante consultare un medico per escludere condizioni mediche che potrebbero richiedere trattamento specifico.

Disturbi Alimentari o Problemi Psicologici Relativi all'Alimentazione: per coloro che lottano con disturbi alimentari o hanno una relazione malsana con il cibo, il supporto di psicologi, psichiatri o nutrizionisti specializzati in disturbi alimentari è essenziale per affrontare queste sfide in modo sano e costruttivo.

Necessità di Piani Dietetici Specializzati: se si necessita di una dieta specializzata, come per allergie alimentari, intolleranze, esigenze dietetiche per condizioni mediche specifiche o preferenze alimentari come vegetarianismo o veganismo, un dietista o nutrizionista può creare un piano alimentare su misura.

Valutazione della Composizione Corporea: per chi desidera un'analisi dettagliata della propria composizione corporea al di là del semplice peso corporeo, professionisti come nutrizionisti o fisiologi dell'esercizio possono offrire valutazioni sofisticate e consigli basati sui risultati.

Desiderio di Ottimizzare le Prestazioni: atleti o individui che cercano di ottimizzare le prestazioni fisiche, sia in ambito sportivo che nella vita quotidiana, possono trarre vantaggio dal consultare allenatori di forza e condizionamento, fisiologi dello sport o nutrizionisti sportivi per piani personalizzati.

Consigli sull'Integrazione: navigare nel vasto mondo degli integratori può essere complicato. Un professionista può offrire consigli basati su evidenze scientifiche su quali integratori possono essere benefici, tenendo conto delle esigenze e condizioni individuali.

Rivolgersi a un professionista non solo fornisce una guida esperta ma offre anche un supporto motivazionale, contribuendo a superare le sfide e a adattare le strategie di benessere a lungo termine. La decisione di cercare aiuto professionale dovrebbe essere vista come un passo positivo verso l'impegno per la propria salute e il proprio benessere.

Aggiustamenti per allergie, intolleranze e specifiche condizioni

Gli aggiustamenti dietetici per allergie, intolleranze e specifiche condizioni mediche sono fondamentali per garantire che la dieta non solo nutra il corpo ma supporti anche la gestione e la prevenzione delle reazioni avverse e delle complicazioni legate a queste condizioni. Adattare l'alimentazione per accomodare queste esigenze richiede comprensione, pianificazione e talvolta creatività.

Il primo passo nel gestire allergie e intolleranze è identificare gli alimenti o i componenti alimentari specifici che causano problemi. Questo può richiedere test allergologici, diari alimentari e diete di eliminazione seguite dalla reintroduzione controllata degli alimenti per osservare le reazioni.

Una volta identificati gli alimenti problematici, è importante trovare sostituzioni nutrienti per garantire che la dieta rimanga equilibrata. Ad esempio, se si è intolleranti al lattosio, si possono scegliere latte e prodotti lattiero-caseari senza lattosio o alternative vegetali arricchite con calcio e vitamina D.

Imparare a leggere e comprendere le etichette alimentari è cruciale per evitare allergeni o ingredienti problematici. Molte legislazioni richiedono che gli allergeni comuni siano chiaramente indicati sulle etichette, ma è sempre importante controllare attentamente.

Quando si mangia al ristorante o si partecipa a eventi sociali, comunicare chiaramente le proprie esigenze dietetiche al personale o agli ospiti può aiutare a prevenire reazioni indesiderate. Non esitare a chiedere dettagli sugli ingredienti e sulle pratiche di preparazione degli alimenti.

Assicurarsi che la dieta rimanga ricca di una varietà di nutrienti è essenziale, specialmente quando si eliminano interi gruppi alimentari. Consultare un dietista o un nutrizionista può aiutare a pianificare una dieta equilibrata che soddisfi tutte le esigenze nutrizionali.

Per concludere, apportare aggiustamenti dietetici per allergie, intolleranze e condizioni specifiche richiede impegno e attenzione, ma con le strategie giuste, è possibile godere di una dieta ricca, varia e soddisfacente che supporti la salute e il benessere a lungo termine.

Capitolo 7: Benefici Aggiuntivi ed Effetti a Lungo Termine

Miglioramenti nella qualità del sonno e nei livelli di energia

L'adozione di una dieta antinfiammatoria a giorni alterni si rivela una strategia potente non solo per affrontare l'infiammazione cronica, ma anche per catalizzare notevoli miglioramenti nella qualità del sonno e nei livelli di energia. Questi benefici sono interconnessi, contribuendo a un ciclo virtuoso di benessere che si estende ben oltre la semplice alimentazione.

La qualità del sonno può essere profondamente influenzata dall'infiammazione. L'infiammazione cronica è stata collegata a disturbi del sonno, inclusi problemi nel prendere sonno, nel mantenerlo e nella qualità complessiva del riposo notturno. Seguendo una dieta antinfiammatoria, si riduce l'infiammazione sistemica, il che può portare a un sonno più profondo e riposante. Alimenti ricchi di antiossidanti, magnesio e acidi grassi omega-3, pilastri della dieta antinfiammatoria, possono avere effetti diretti sulla regolazione del ciclo sonno-veglia e sulla promozione del rilassamento, facilitando così un sonno di qualità superiore. Un buon riposo notturno è fondamentale per la riparazione cellulare, la regolazione ormonale e il rinnovamento cognitivo, che a loro volta influenzano positivamente la salute fisica e mentale.

Parallelamente, i livelli di energia durante il giorno ricevono una spinta significativa da una dieta antinfiammatoria. Alimentarsi con cibi che combattono l'infiammazione significa privilegiare fonti di energia pulita e sostenibile, come i carboidrati complessi, le proteine magre e i grassi salutari. Questi nutrienti forniscono un rilascio graduale di energia, evitando i picchi e i crolli glicemici associati al consumo di zuccheri raffinati e alimenti ultra-processati. Il risultato è una sensazione di vigore e prontezza che dura tutto il giorno, senza i classici momenti di stanchezza pomeridiana o la necessità di ricorrere a caffeina e snack zuccherati per un boost energetico.

Inoltre, la dieta antinfiammatoria favorisce una digestione ottimale, riducendo il carico di lavoro sul sistema digestivo. Alimenti infiammatori possono causare gonfiore, gas e altri disagi digestivi, che sottraggono energia al corpo e possono influenzare negativamente il benessere generale. Eliminando questi alimenti e incentrando la dieta su opzioni nutrienti e facilmente digeribili, il corpo può allocare più risorse al mantenimento dell'energia e alla guarigione, piuttosto che alla gestione di problemi digestivi.

Il miglioramento dei livelli di energia e della qualità del sonno ha un impatto diretto sulla capacità di gestire lo stress, sulle prestazioni fisiche e cognitive e sulla disposizione generale. Quando il corpo riposa adeguatamente e riceve il tipo giusto di carburante, è meglio attrezzato per affrontare le sfide quotidiane, sia mentali che fisiche. Questa sensazione rinnovata di vitalità e vigore supporta non solo la salute fisica ma anche il benessere emotivo, creando una base solida per una vita piena e soddisfacente.

Questi benefici complessivi, derivanti da miglioramenti nella qualità del sonno e nei livelli di energia, si traducono in un impatto positivo sulla salute e sul benessere emotivo. La capacità di dormire bene e di sentirsi energici durante il giorno contribuisce a una visione più positiva della vita, a una maggiore resilienza emotiva e a un benessere psicologico generale. In questo contesto, la dieta antinfiammatoria a giorni alterni si dimostra non solo un percorso verso una migliore salute fisica ma anche un veicolo per un benessere emotivo più profondo e duraturo.

Impatti sulla salute e benessere emotivo

L'impatto di una dieta antinfiammatoria a giorni alterni sulla salute e sul benessere emotivo è profondo e multisfaccettato, influenzando positivamente non solo il funzionamento fisico del corpo ma anche la sfera psicologica e emotiva degli individui. Questa connessione mente-corpo è al centro di un approccio olistico alla salute, che riconosce l'indissolubile legame tra l'alimentazione, il benessere fisico e la salute mentale.

Iniziando dal benessere fisico, l'adozione di una dieta antinfiammatoria promuove una riduzione dell'infiammazione sistemica, un fattore chiave nel prevenire e gestire numerose malattie croniche. La diminuzione dell'infiammazione si traduce in un miglioramento della funzionalità degli organi interni, una maggiore efficienza del sistema immunitario e una riduzione del dolore, contribuendo così a elevare la qualità della vita e a promuovere una salute ottimale.

Parallelamente, la scelta di alimenti ricchi di nutrienti essenziali supporta i processi biologici fondamentali, tra cui la produzione di neurotrasmettitori, che giocano un ruolo cruciale nella regolazione dell'umore e delle emozioni. Nutrienti come gli acidi grassi omega-3, il magnesio e le vitamine del gruppo B, ampiamente presenti in una dieta antinfiammatoria, sono stati associati a una riduzione dei sintomi di depressione e ansia, offrendo un sostegno naturale per la salute mentale.

Questo miglioramento della salute fisica e mentale si riflette direttamente sul benessere emotivo. Quando il corpo è nutrito adeguatamente e l'infiammazione è sotto controllo, si sperimenta una sensazione di vitalità ed energia che contribuisce a un atteggiamento più positivo verso la vita. La capacità di affrontare lo stress quotidiano migliora, così come la resilienza emotiva. Il benessere emotivo è ulteriormente rafforzato dalla stabilità dell'umore e da un senso generale di soddisfazione e felicità, che derivano da uno stato di salute fisica ottimale.

Inoltre, il legame tra dieta e benessere emotivo è rafforzato dalla consapevolezza e dall'intenzionalità nella scelta degli alimenti. L'impegno a seguire una dieta antinfiammatoria può aumentare il senso di controllo sulla propria salute e benessere, un fattore importante per l'autostima e la percezione di autoefficacia. Questo senso di poter influenzare positivamente la propria salute attraverso scelte consapevoli è un potente stimolo per il benessere emotivo.

La connessione tra alimentazione, salute fisica e benessere emotivo è quindi un circolo virtuoso: una dieta antinfiammatoria sostiene la salute fisica, che a sua volta sostiene la salute mentale e il benessere emotivo, creando un ciclo positivo di salute e felicità. Questi miglioramenti complessivi nella salute e nel benessere non solo promuovono una vita più soddisfacente e appagante ma si manifestano anche esteriormente, influenzando l'aspetto della pelle, dei capelli e l'aspetto generale in modi che riflettono la salute interiore.

Effetti sulla pelle, capelli e aspetto generale

L'adozione di una dieta antinfiammatoria a giorni alterni non solo promuove una salute interna ottimale ma si riflette anche esteriormente, migliorando visibilmente la pelle, i capelli e l'aspetto generale. Questi effetti estetici sono il risultato diretto dell'abbassamento dei livelli di infiammazione nel corpo e dell'aumento dell'assunzione di nutrienti essenziali che nutrono la pelle e i capelli dall'interno, offrendo una testimonianza visibile dei benefici di un'alimentazione attenta e bilanciata.

La pelle, il più grande organo del corpo, è particolarmente sensibile agli effetti dell'alimentazione. Una dieta ricca di antiossidanti, acidi grassi omega-3, vitamine e minerali può migliorare l'idratazione della pelle, aumentarne l'elasticità e ridurre l'apparenza di rughe e segni dell'età. Gli antiossidanti, come la vitamina C, la vitamina E e il beta-carotene, proteggono la pelle dai danni dei radicali liberi e promuovono la produzione di collagene, essenziale per mantenere la pelle soda e giovanile. Allo stesso modo, gli omega-3 hanno effetti antinfiammatori che possono alleviare le condizioni della pelle come l'eczema e la psoriasi, riducendo rossore e irritazione.

I capelli beneficiano anch'essi di una dieta antinfiammatoria. Nutrienti chiave come il ferro, lo zinco, le proteine e le vitamine del gruppo B sono vitali per la salute dei capelli. Questi elementi nutrizionali sostengono la crescita dei capelli, ne migliorano la texture e possono ridurre la caduta. Una corretta idratazione, garantita dal consumo adeguato di acqua e di alimenti ricchi di acqua, è fondamentale per mantenere i capelli idratati e vigorosi. Inoltre, gli acidi grassi omega-3 nutrono il cuoio capelluto, promuovendo capelli lucenti e forti.

L'aspetto generale beneficia notevolmente di una dieta antinfiammatoria. Un'alimentazione equilibrata, che include una varietà di frutta, verdura, cereali integrali e proteine magre, contribuisce a un peso corporeo sano, a una maggiore energia e a una sensazione generale di benessere. Questi effetti si traducono in una postura migliore, una maggiore fiducia in sé e una luminosità che è spesso descritta come un "bagliore" interno. L'aspetto di vitalità ed energia che deriva da una salute ottimale è evidente e contagioso, promuovendo impressioni positive sia nell'individuo che negli altri.

Questi cambiamenti esteriori sono accompagnati da una serie di benefici per la salute che vanno oltre l'aspetto fisico. La dieta antinfiammatoria contribuisce a un sistema cardiovascolare più sano e a una riduzione del rischio di sviluppare malattie croniche. Attraverso la riduzione dell'infiammazione e l'incoraggiamento di uno stile di vita sano ed equilibrato, si può non solo migliorare l'aspetto esteriore ma anche prolungare la vita e migliorarne significativamente la qualità. Questi effetti combinati di miglioramenti estetici e benefici per la salute sottolineano la potenza di una dieta antinfiammatoria a giorni alterni, dimostrando che la cura di sé inizia con ciò che si sceglie di mangiare.

Benefici a lungo termine per la salute cardiovascolare e minor rischio di malattie croniche

L'adozione di una dieta antinfiammatoria a giorni alterni porta con sé benefici a lungo termine per la salute cardiovascolare e contribuisce a ridurre il rischio di malattie croniche. Questi effetti duraturi sono il risultato di una combinazione di riduzione dell'infiammazione sistemica, miglioramento del profilo lipidico, regolazione della pressione sanguigna e ottimizzazione del peso corporeo.

La salute cardiovascolare trae vantaggio in modo significativo dalla riduzione dell'infiammazione, un fattore chiave nelle malattie cardiache. L'infiammazione cronica contribuisce all'aterosclerosi, il processo mediante il quale le placche si formano e si accumulano sulle pareti delle arterie, restringendole e aumentando il rischio di infarti e ictus. Seguire una dieta antinfiammatoria può diminuire la formazione di queste placche, grazie all'assunzione elevata di antiossidanti e di acidi grassi omega-3, che hanno dimostrato di ridurre l'infiammazione e di migliorare la salute delle arterie.

Inoltre, la dieta antinfiammatoria a giorni alterni promuove un miglioramento del profilo lipidico, aumentando i livelli di colesterolo HDL (buono) e diminuendo i livelli di colesterolo LDL (cattivo) e dei trigliceridi. Questi cambiamenti sono cruciali per ridurre il rischio di malattie cardiovascolari, in quanto il colesterolo HDL aiuta a rimuovere il colesterolo dalle arterie, mentre un'eccessiva presenza di colesterolo LDL e di trigliceridi contribuisce alla formazione delle placche aterosclerotiche.

La regolazione della pressione sanguigna è un altro beneficio chiave di questa dieta. Alimenti ricchi di potassio, come frutta e verdura, e poveri di sodio contribuiscono a mantenere la pressione sanguigna entro limiti salutari, riducendo il carico di lavoro sul cuore e sui vasi sanguigni e diminuendo il rischio di ipertensione, un importante fattore di rischio per le malattie cardiovascolari.

La gestione del peso corporeo attraverso la dieta antinfiammatoria a giorni alterni è altrettanto importante per la salute cardiovascolare e la prevenzione delle malattie croniche. Il mantenimento di un peso sano riduce il rischio di sviluppare condizioni come il diabete di tipo 2, l'obesità, e alcune forme di cancro, tutte condizioni associate a un'infiammazione cronica elevata. La perdita di peso ottenuta attraverso un'alimentazione equilibrata e ricca di alimenti antinfiammatori può migliorare la sensibilità all'insulina, ridurre i livelli di zucchero nel sangue e migliorare il metabolismo, offrendo una protezione duratura contro queste malattie.

Questi benefici a lungo termine per la salute cardiovascolare e la riduzione del rischio di malattie croniche non sono soltanto il risultato di cambiamenti temporanei nell'alimentazione, ma possono diventare permanenti con la continua adesione alla dieta antinfiammatoria a giorni alterni. L'impegno a mantenere questo stile di vita salutare, con la consapevolezza delle scelte alimentari e l'incorporazione regolare di attività fisica, può garantire che i benefici realizzati nei primi 30 giorni possano essere preservati e ulteriormente migliorati nel tempo.

Come mantenere i benefici dopo i 30 giorni

Mantenere i benefici ottenuti con la dieta antinfiammatoria a giorni alterni oltre il periodo iniziale di 30 giorni richiede un approccio consapevole e proattivo alla nutrizione e allo stile di vita. La chiave per preservare i miglioramenti nella salute fisica, nel benessere emotivo e nell'aspetto generale è l'integrazione di abitudini alimentari sane e sostenibili nel quotidiano, insieme a scelte di vita attente che promuovano il benessere a lungo termine.

La continuità è essenziale. Dopo i primi 30 giorni, è importante continuare a seguire i principi della dieta antinfiammatoria, privilegiando alimenti ricchi di nutrienti, antiossidanti, acidi grassi omega-3 e fibre.

Frutta, verdura, cereali integrali, legumi, noci, semi e proteine magre dovrebbero rimanere i pilastri dell'alimentazione quotidiana. Questo non significa che non si possa mai deviare o concedersi un piacere occasionale, ma questi alimenti nutrienti dovrebbero costituire la base della dieta.

L'ascolto del proprio corpo gioca un ruolo cruciale nel mantenere i benefici a lungo termine. Osservare come il corpo reagisce a certi alimenti o modelli alimentari può aiutare a personalizzare ulteriormente la dieta per soddisfare le esigenze individuali. Se certi alimenti sembrano causare gonfiore, stanchezza o altri sintomi negativi, potrebbe essere utile ridurne il consumo o eliminarli temporaneamente per valutare se il benessere generale migliora.

Integrare regolarmente l'esercizio fisico nella routine quotidiana è un altro aspetto fondamentale per mantenere i benefici ottenuti. L'attività fisica regolare non solo supporta il mantenimento di un peso corporeo sano ma ha anche effetti antinfiammatori e può migliorare ulteriormente la salute cardiovascolare, la forza muscolare e la flessibilità, oltre a contribuire positivamente alla salute mentale.

La gestione dello stress è altrettanto importante. Tecniche di riduzione dello stress come la meditazione, lo yoga o semplicemente trascorrere tempo nella natura possono aiutare a mantenere bassi i livelli di infiammazione. Lo stress cronico è stato collegato all'aumento dell'infiammazione e a una serie di problemi di salute; pertanto, trovare metodi efficaci per gestirlo è cruciale per preservare i benefici a lungo termine della dieta.

Infine, il supporto comunitario può essere un potente motivatore per mantenere uno stile di vita sano. Che si tratti di gruppi online, amici o familiari, condividere esperienze, successi e sfide può fornire incoraggiamento e nuove idee per ricette o attività fisiche. Partecipare a una comunità con interessi simili può offrire una fonte di ispirazione costante e aiutare a rimanere concentrati sugli obiettivi di salute a lungo termine.

In sintesi, mantenere i benefici della dieta antinfiammatoria a giorni alterni dopo i primi 30 giorni si riduce a un impegno continuo verso un'alimentazione ricca di nutrienti, ascoltando e rispettando il proprio corpo, rimanendo attivi fisicamente, gestendo lo stress in modo efficace e cercando supporto all'interno di una comunità. Con queste pratiche, è possibile non solo preservare ma anche costruire sui miglioramenti iniziali, promuovendo una salute ottimale e un benessere duraturo.

Capitolo 8: Storie di Successo e Testimonianze

Racconti di chi ha seguito la dieta e ha visto miglioramenti

La condivisione dei racconti di chi ha seguito la dieta antinfiammatoria a giorni alterni e ha testimoniato significativi miglioramenti nella propria salute e nel proprio benessere offre un'ispirazione profonda e una prova tangibile dei benefici che questo regime alimentare può portare. Queste storie personali non solo dimostrano l'efficacia della dieta nel promuovere un benessere complessivo ma forniscono anche un senso di comunità e di supporto per coloro che intraprendono questo percorso verso una vita più sana.

Una delle narrazioni più comuni riguarda individui che hanno sperimentato una riduzione significativa dell'infiammazione e del dolore associati a condizioni croniche come l'artrite reumatoide. Molti raccontano di aver provato varie diete e trattamenti senza successo prima di scoprire la dieta antinfiammatoria a giorni alterni. Attraverso la costante adesione a questo regime, hanno notato una diminuzione del dolore articolare, un aumento della mobilità e una generale sensazione di benessere che non sperimentavano da anni. Questi miglioramenti hanno avuto un impatto diretto sulla loro qualità di vita, permettendo loro di ritornare ad attività che credevano di dover abbandonare.

Altre testimonianze provengono da individui che hanno lottato con problemi di peso e metabolici, come il diabete di tipo 2 e la sindrome metabolica. Molti descrivono come, dopo aver iniziato la dieta antinfiammatoria a giorni alterni, hanno visto miglioramenti nei livelli di zucchero nel sangue, nella pressione sanguigna e nella perdita di peso. Questi cambiamenti li hanno non solo aiutati a ridurre o eliminare la necessità di farmaci ma hanno anche incrementato la loro energia e migliorato il loro stato mentale, trasformando completamente il loro approccio alla vita e al cibo.

Non meno importanti sono le storie di coloro che hanno notato miglioramenti significativi nella loro salute mentale. Alcuni condividono come, attraverso la dieta, hanno sperimentato una riduzione dell'ansia e della depressione, attribuendo questi cambiamenti a un'alimentazione più bilanciata e alla riduzione dell'infiammazione. La sensazione di avere maggiore controllo sulla propria salute fisica si è tradotta in benefici per la salute mentale, con un impatto positivo sulla loro autostima e sulla capacità di gestire lo stress.

Queste storie personali sono arricchite da aneddoti su miglioramenti visibili come la pelle più chiara, capelli più forti e un generale "bagliore" di salute che altri hanno notato. Questi cambiamenti esteriori sono spesso citati come uno dei risultati più immediatamente visibili della dieta, offrendo una gratificazione tangibile che motiva ulteriormente l'adesione a lungo termine al regime alimentare.

La raccolta di queste testimonianze personali serve a ricordare che dietro ogni cambiamento di dieta c'è un individuo con la propria storia, sfide e trionfi. Ascoltare queste storie offre non solo consigli pratici e motivazione ma anche un profondo senso di connessione e comprensione reciproca tra coloro che percorrono insieme il cammino verso una salute migliore. Questa comunità di condivisione e supporto è fondamentale per incoraggiare e ispirare altri a intraprendere e mantenere il loro viaggio verso il benessere.

Consigli pratici e motivazionali dai partecipanti

I consigli pratici e motivazionali condivisi dai partecipanti che hanno intrapreso la dieta antinfiammatoria a giorni alterni offrono una miniera di saggezza pratica, frutto di esperienze dirette. Questi consigli non solo aiutano a navigare le sfide iniziali ma forniscono anche ispirazione e sostegno per mantenere uno stile di vita sano a lungo termine.

Uno dei consigli più comuni riguarda l'importanza di pianificare in anticipo. Molti sottolineano che avere un piano chiaro per i pasti e la spesa può fare la differenza nel mantenere la dieta. Preparare pasti in anticipo e avere sempre a disposizione opzioni sane può aiutare a evitare scelte alimentari meno salutari quando si è affamati o si ha poco tempo.

L'importanza di bere abbondante acqua è un altro consiglio frequente. L'idratazione è fondamentale per supportare i processi di disintossicazione del corpo e per promuovere una pelle sana. Molti raccomandano di iniziare la giornata con un bicchiere d'acqua per stimolare la digestione e mantenere l'idratazione durante il giorno.

La varietà alimentare è un altro tema ricorrente. Mangiare un'ampia gamma di alimenti non solo previene la noia alimentare ma garantisce anche l'assunzione di tutti i nutrienti necessari per combattere l'infiammazione.

Molti partecipanti sottolineano l'importanza di ascoltare il proprio corpo. Riconoscere i segnali che il corpo invia, sia in termini di reazioni alimentari sia di livelli di energia e benessere generale, è cruciale per adattare la dieta alle proprie esigenze personali. Questo ascolto attivo può aiutare a identificare quali alimenti funzionano meglio per il proprio corpo e quali potrebbero necessitare di ulteriori aggiustamenti.

Un altro consiglio pratico è quello di cercare il supporto di amici, familiari o di una comunità online. Affrontare un cambiamento nello stile di vita può essere impegnativo, e avere un sistema di supporto può offrire la motivazione e l'incoraggiamento necessari per superare le difficoltà. Condividere ricette, successi e sfide può rafforzare la determinazione e fornire nuove idee per mantenere il percorso interessante e gratificante.

Infine, molti enfatizzano l'importanza di celebrare i piccoli successi. Riconoscere e festeggiare ogni miglioramento, sia esso un aumento dei livelli di energia, una perdita di peso o una pelle più luminosa, può fornire una motivazione continua. Questi momenti di celebrazione aiutano a mantenere alta la motivazione e a ricordare perché si è intrapreso questo viaggio di salute.

Attraverso la condivisione di questi consigli pratici e motivazionali, i partecipanti offrono una guida preziosa per coloro che si avvicinano alla dieta antinfiammatoria a giorni alterni, dimostrando che, con impegno, pianificazione e sostegno, è possibile superare le sfide e trasformare positivamente la propria vita.

Le sfide superate e come

Superare le sfide nell'adozione di una dieta antinfiammatoria a giorni alterni è un'esperienza comune tra molti partecipanti, ma le strategie adottate per affrontare questi ostacoli offrono preziose lezioni e ispirazioni. La capacità di navigare attraverso le difficoltà e di adattarsi ha permesso a molti di trovare successo e benessere a lungo termine.

Una sfida frequente riguarda la resistenza al cambiamento, sia personale sia da parte di amici e familiari. Cambiare abitudini alimentari radicate può essere difficile, soprattutto quando si è circondati da altri che non condividono gli stessi obiettivi di salute. Molti hanno superato questa sfida comunicando apertamente le proprie motivazioni e i benefici che speravano di ottenere dalla dieta. Coinvolgere amici e familiari nella preparazione dei pasti o condividere informazioni sull'importanza della riduzione dell'infiammazione ha aiutato a creare un ambiente di supporto e comprensione.

Un'altra sfida comune è stata la gestione delle tentazioni e degli scivoloni dietetici. Affrontare eventi sociali, vacanze o semplicemente la routine quotidiana può presentare numerose tentazioni. La chiave per molti è stata la pianificazione anticipata, come mangiare un pasto sano prima di un evento o portare con sé opzioni alimentari adeguate. Inoltre, adottare un approccio compassionevole verso sé stessi, riconoscendo che un piccolo scivolone non deve necessariamente tradursi in un abbandono completo del regime alimentare, è stato cruciale.

La sfida dell'adattamento delle ricette esistenti a una versione più antinfiammatoria è stata un'altra area di crescita per molti partecipanti. Imparare a sostituire ingredienti che promuovono l'infiammazione con alternative più sane ha richiesto ricerca e sperimentazione. La condivisione di ricette e consigli con la comunità online o con gruppi di supporto ha arricchito il repertorio culinario dei partecipanti, rendendo il processo più semplice e piacevole.

L'impegno costante è stata un'ulteriore sfida, soprattutto nei momenti di stress o quando i progressi sembravano rallentare. Molti hanno trovato motivazione nel fissare obiettivi a breve termine e celebrare ogni successo, non importa quanto piccolo. La tenuta di un diario alimentare e di benessere ha anche aiutato a visualizzare i progressi e a identificare aree che necessitavano di ulteriori aggiustamenti.

Infine, la sfida di mantenere un esercizio regolare in combinazione con la dieta è stata superata integrando l'attività fisica nella routine quotidiana in modi gestibili. Questo ha incluso camminate regolari, sessioni di yoga a casa o iscrizioni a classi di fitness che offrivano socializzazione oltre all'esercizio fisico. Trovare un'attività che piacesse veramente ha reso l'esercizio meno un compito e più un piacere, contribuendo a sostenere l'adesione a lungo termine.

Superare queste sfide ha richiesto determinazione, flessibilità e un approccio olistico al cambiamento dello stile di vita. La condivisione di queste esperienze evidenzia l'importanza del supporto comunitario nel viaggio verso una salute migliore, dimostrando che, anche di fronte alle difficoltà, la perseveranza e la comunità possono guidare verso il successo e il benessere duraturo.

L'importanza del supporto comunitario

Il supporto comunitario emerge come un pilastro fondamentale nel percorso verso la salute e il benessere attraverso la dieta antinfiammatoria a giorni alterni. La forza di una comunità, che sia online o nel mondo reale, offre un'incredibile risorsa di motivazione, conoscenza e comprensione, facilitando il viaggio individuale verso un miglioramento della salute.

La condivisione di esperienze personali, successi e sfide con altri che stanno percorrendo un cammino simile può significativamente aumentare la propria determinazione e resilienza. Quando le persone si trovano di fronte a difficoltà o momenti di stallo, sapere di non essere sole e di poter attingere alle esperienze di altri che hanno affrontato ostacoli simili può fornire conforto e strategie pratiche per superare tali sfide. Il feedback e l'incoraggiamento provenienti dai membri della comunità aiutano a mantenere alta la motivazione, specialmente nei momenti in cui la determinazione personale potrebbe vacillare.

Le comunità, sia online sia fisiche, diventano spesso fonti di preziose informazioni, da consigli su come navigare in situazioni sociali che potrebbero presentare tentazioni alimentari, a suggerimenti per ricette antinfiammatorie innovative e gustose. Gli scambi di consigli su come integrare efficacemente l'esercizio fisico nel nuovo stile di vita o come gestire lo stress in modi che non compromettano la salute sono comuni e molto utili.

Inoltre, la sensazione di appartenenza a una comunità che condivide obiettivi e valori simili può rafforzare il senso di identità e di scopo. Questo senso di appartenenza contribuisce a un benessere emotivo più ampio, rafforzando l'impegno a lungo termine verso la salute e il benessere. Vedere gli altri raggiungere i loro obiettivi può servire da potente motivazione e dimostrazione che cambiamenti positivi e duraturi sono possibili.

La comunità può anche offrire una rete di sicurezza, fornendo supporto e comprensione nei momenti di difficoltà o di fallimento. Imparare dagli errori degli altri e condividere strategie di superamento può trasformare le sfide in opportunità di crescita e apprendimento. Questo ambiente di supporto e non giudicante è vitale per mantenere l'ottimismo e la perseveranza.

L'importanza del supporto comunitario si estende anche al sostegno emotivo, che può avere un impatto significativo sulla salute mentale. Sentirsi compresi e sostenuti riduce lo stress e l'ansia che possono accompagnare il cambiamento dello stile di vita, migliorando la resilienza emotiva e contribuendo a una visione più positiva della propria salute e del proprio benessere.

In definitiva, il supporto comunitario non solo arricchisce l'esperienza personale del cambiamento di dieta e stile di vita ma agisce anche come catalizzatore per la trasformazione. La condivisione di conoscenze, esperienze e incoraggiamento all'interno di una comunità può trasformare profondamente l'approccio individuale alla salute, rendendo il percorso verso il benessere meno intimidatorio e più realizzabile. Questa rete di sostegno è fondamentale per adattare la dieta antinfiammatoria a giorni alterni come uno stile di vita a lungo termine, promuovendo un impegno duraturo verso la salute e il benessere.

Adattare la dieta come stile di vita a lungo termine

Adattare la dieta antinfiammatoria a giorni alterni come uno stile di vita a lungo termine va oltre la semplice adesione a un regime alimentare; diventa un impegno profondo verso il mantenimento della salute e del benessere attraverso scelte consapevoli quotidiane. Questa transizione da una dieta temporanea a un cambiamento permanente nello stile di vita richiede un approccio olistico che abbracci alimentazione, attività fisica, gestione dello stress e connessioni sociali.

La chiave per sostenere questo stile di vita nel lungo termine risiede nella flessibilità e nell'equilibrio. Riconoscere che la perfezione non è l'obiettivo, ma piuttosto il benessere complessivo, permette di navigare attraverso la vita quotidiana senza sentirsi costantemente limitati o in colpa per deviazioni occasionali. Integrare la dieta antinfiammatoria in un contesto di vita reale significa trovare un equilibrio tra il seguire le linee guida alimentari e godersi momenti sociali e celebrativi, adattando le scelte alimentari alle circostanze senza sacrificare il piacere o il senso di appartenenza.

Un altro aspetto fondamentale è l'adozione di un approccio mindful al cibo, concentrandosi sulla qualità degli alimenti consumati, ascoltando i segnali di fame e sazietà del corpo e godendo appieno dell'esperienza alimentare. Questo non solo aiuta a mantenere un peso salutare ma rafforza anche la connessione mente-corpo, promuovendo scelte alimentari che nutrono sia il corpo sia l'anima.

La sostenibilità dell'adattamento di questa dieta come stile di vita richiede anche l'incorporazione regolare di attività fisica che piaccia e motivi. Che si tratti di camminare, nuotare, fare yoga o sollevare pesi, trovare forme di movimento che si amano è cruciale per mantenere l'attività fisica come parte integrante della routine quotidiana. L'esercizio fisico non solo supporta la gestione del peso e riduce l'infiammazione ma migliora anche la salute mentale, l'energia e la qualità del sonno.

Gestire lo stress attraverso pratiche di mindfulness, meditazione, tecniche di respirazione o passatempi rilassanti è un altro pilastro per adattare la dieta a uno stile di vita a lungo termine. Lo stress cronico può sabotare gli sforzi di mantenere una dieta salutare e un peso sano; quindi, trovare strategie efficaci per la gestione dello stress è essenziale per il benessere complessivo.

Infine, coltivare e mantenere relazioni positive, sia all'interno che all'esterno di comunità di supporto, contribuisce enormemente al successo a lungo termine. Essere circondati da individui che sostengono i tuoi obiettivi di salute può fornire motivazione, conforto e un senso di appartenenza. Condividere pasti, esperienze e sfide con amici, familiari o gruppi di supporto arricchisce il viaggio verso la salute e rende il percorso sostenibile nel tempo.

Adattare la dieta antinfiammatoria a giorni alterni come uno stile di vita a lungo termine significa abbracciare un approccio olistico al benessere, che integra alimentazione, esercizio fisico, gestione dello stress e connessioni sociali in un tessuto coerente di abitudini quotidiane. Questo impegno non solo promuove una salute ottimale ma arricchisce la vita con una maggiore energia, vitalità e felicità, trasformando la dieta da un regime temporaneo a una filosofia di vita duratura.

Capitolo 9: Prossimi Passi: Dopo i 30 Giorni

Cosa succede dopo i primi 30 giorni

Dopo i primi 30 giorni di adozione della dieta antinfiammatoria a giorni alterni, si apre una fase cruciale dove le abitudini alimentari e di vita appena acquisite iniziano a cristallizzarsi, trasformandosi da novità temporanee in componenti stabili dello stile di vita di una persona. Questo periodo segna un punto di transizione importante, dove si valutano i progressi compiuti e si pianifica come mantenere e costruire su questi miglioramenti nel lungo termine.

Nei giorni successivi alla fase iniziale, molti individui iniziano a notare cambiamenti significativi nel loro benessere generale. Questi possono includere una riduzione dell'infiammazione e del dolore, miglioramenti nell'umore e nei livelli di energia, e possibili cambiamenti positivi nel peso e nella composizione corporea. La constatazione di questi benefici fornisce una motivazione importante per continuare il percorso intrapreso, rafforzando l'impegno verso uno stile di vita più sano.

La fase successiva richiede un'attenzione continua alla qualità dell'alimentazione, mantenendo il focus su alimenti ricchi di nutrienti che sostengono la riduzione dell'infiammazione. È anche il momento di riflettere sulle abitudini alimentari formate durante i primi 30 giorni, valutando ciò che ha funzionato bene e identificando aree per ulteriori miglioramenti. Questa autovalutazione consente di apportare aggiustamenti mirati alla dieta, per assicurarsi che rimanga soddisfacente, gestibile e, soprattutto, efficace nel lungo termine.

Un'altra considerazione importante in questo stadio è la sostenibilità dello stile di vita. Dopo aver sperimentato i benefici di un'alimentazione antinfiammatoria, molti cercano modi per integrare queste abitudini in modo permanente nella loro vita. Ciò può comportare la ricerca di nuove ricette, l'esplorazione di diversi tipi di alimenti antinfiammatori, o anche l'adattamento delle tradizioni culinarie familiari per renderle più salutari. Mantenere l'interesse e l'impegno per un'alimentazione sana diventa un viaggio continuo di scoperta e apprendimento.

Parallelamente, è fondamentale non trascurare altri aspetti dello stile di vita che contribuiscono al benessere generale. L'attività fisica regolare, una buona gestione dello stress e un sonno di qualità rimangono componenti cruciali del mantenimento della salute e della riduzione dell'infiammazione. Trovare un equilibrio tra questi diversi elementi è essenziale per ottenere i massimi benefici dal nuovo regime alimentare.

Infine, il periodo successivo ai primi 30 giorni è un'opportunità per rafforzare il supporto sociale attorno alle nuove abitudini di vita. Condividere i propri successi e sfide con amici, familiari o membri di gruppi di supporto online può offrire un ulteriore livello di incoraggiamento e accountability. Il supporto comunitario gioca un ruolo chiave nel mantenere la motivazione e nel fornire una rete di sicurezza per i momenti in cui si incontrano ostacoli o tentazioni.

In conclusione, il periodo successivo ai primi 30 giorni di adozione della dieta antinfiammatoria a giorni alterni è un momento di consolidamento delle abitudini salutari e di pianificazione per il futuro. Mantenere la concentrazione sull'alimentazione, sull'esercizio fisico, sulla gestione dello stress e sul supporto sociale sono passi fondamentali per assicurarsi che i benefici iniziali si trasformino in un cambiamento duraturo, portando a uno stile di vita più sano e appagante.

Introduzione graduale di nuovi alimenti e monitoraggio degli effetti

L'introduzione graduale di nuovi alimenti e il monitoraggio degli effetti sono passaggi cruciali nel processo di adattamento della dieta antinfiammatoria a giorni alterni come uno stile di vita a lungo termine. Questa fase consente di personalizzare ulteriormente la dieta in base alle reazioni individuali, garantendo che le scelte alimentari siano non solo salutari ma anche ottimali per il benessere personale.

Dopo aver stabilito una solida base con la dieta antinfiammatoria, l'introduzione graduale di nuovi alimenti permette di esplorare una maggiore varietà alimentare, evitando al contempo il rischio di provocare reazioni negative o di intensificare l'infiammazione. Questo processo dovrebbe essere attuato con attenzione e consapevolezza, iniziando con piccole quantità e monitorando attentamente i segnali del corpo. Reazioni come gonfiore, disagio digestivo, cambiamenti nell'umore o nell'energia possono indicare una sensibilità o intolleranza a certi alimenti.

Il monitoraggio degli effetti dei nuovi alimenti introduce una componente di sperimentazione personale nel regime dietetico. Tenere un diario alimentare può essere estremamente utile in questa fase, consentendo di registrare non solo gli alimenti consumati ma anche eventuali sintomi fisici o emotivi che seguono. Questo registro diventa uno strumento prezioso per identificare schemi o correlazioni tra l'assunzione di specifici alimenti e le reazioni del corpo, facilitando la personalizzazione della dieta.

Questo approccio attento e misurato offre diversi benefici. In primo luogo, massimizza i benefici nutrizionali assicurando che la dieta rimanga ricca e variata, fornendo un ampio spettro di vitamine, minerali e altri nutrienti essenziali. In secondo luogo, riduce il rischio di sviluppare sensibilità alimentari o problemi digestivi che possono emergere con l'introduzione troppo rapida o incontrollata di nuovi alimenti. Infine, aumenta il piacere e la soddisfazione derivanti dall'alimentazione, aspetti fondamentali per mantenere qualsiasi cambiamento dietetico nel tempo.

Man mano che si procede con l'introduzione di nuovi alimenti è essenziale mantenere gli altri pilastri della dieta antinfiammatoria, come l'alta assunzione di frutta e verdura, cereali integrali, proteine magre e grassi sani. Questo assicura che, anche esplorando nuove opzioni alimentari, la dieta complessiva rimanga centrata sulla riduzione dell'infiammazione e sul sostegno alla salute generale.

Questa fase di esplorazione e personalizzazione della dieta antinfiammatoria evidenzia l'importanza di ascoltare e rispettare i segnali del proprio corpo. Riconoscere che ogni individuo può reagire diversamente agli alimenti e che non esiste una soluzione dietetica unica incoraggia un approccio più intuitivo e personalizzato all'alimentazione.

In definitiva, l'introduzione graduale di nuovi alimenti e il monitoraggio degli effetti non solo arricchiscono la dieta ma promuovono anche un profondo senso di connessione e ascolto del proprio corpo. Questo processo di apprendimento continuo e adattamento contribuisce a stabilire un equilibrio tra flessibilità e disciplina nella gestione della dieta, fondamentale per integrare la dieta antinfiammatoria come uno stile di vita sostenibile e gratificante a lungo termine.

Stabilire un equilibrio tra flessibilità e disciplina

Stabilire un equilibrio tra flessibilità e disciplina è fondamentale per adattare con successo la dieta antinfiammatoria a giorni alterni come uno stile di vita sostenibile e appagante nel lungo termine. Questo equilibrio consente di godere della varietà e del piacere del cibo, pur mantenendo un regime alimentare che sostiene la salute e il benessere generale.

La disciplina è essenziale per attenersi ai principi fondamentali della dieta antinfiammatoria, come l'assunzione regolare di alimenti ricchi di nutrienti che combattono l'infiammazione e la limitazione di quelli che possono contribuire ad essa. Questo richiede una pianificazione consapevole dei pasti, la scelta attenta degli ingredienti e la coerenza nell'adottare abitudini alimentari salutari. La disciplina aiuta anche a stabilire e mantenere una routine di esercizio fisico regolare e pratiche di gestione dello stress, entrambe componenti cruciali di uno stile di vita antinfiammatorio.

Tuttavia, l'aderenza rigida a qualsiasi regime può diventare opprimente e insostenibile nel tempo, portando potenzialmente a sentimenti di privazione o fallimento in caso di deviazioni. Qui entra in gioco la flessibilità, permettendo spazio per adattamenti basati sulle circostanze della vita, le preferenze personali e le risposte uniche del corpo agli alimenti. La flessibilità consente di navigare eventi sociali, vacanze e occasioni speciali con meno stress e più godimento, adattando la dieta senza abbandonare completamente i principi antinfiammatori.

Un approccio flessibile ma disciplinato alla dieta antinfiammatoria a giorni alterni incoraggia anche l'esplorazione di nuovi alimenti e ricette, evitando la monotonia alimentare e promuovendo un rapporto positivo con il cibo. Questo equilibrio tra novità e coerenza aiuta a mantenere l'interesse e l'impegno verso un'alimentazione salutare.

Per mantenere questo equilibrio, è utile stabilire degli obiettivi realistici a breve e lungo termine, che riflettano sia l'impegno verso la salute che la necessità di flessibilità. Celebrare i piccoli successi e imparare dagli scivoloni senza auto-criticarsi eccessivamente può rafforzare la resilienza e la motivazione.

L'auto-monitoraggio attraverso diari alimentari o app di tracking può aiutare a mantenere la consapevolezza delle proprie abitudini alimentari, fornendo dati concreti su cui basare le decisioni. Questo strumento può essere particolarmente utile per bilanciare la flessibilità con la disciplina, consentendo di identificare dove sono possibili aggiustamenti senza compromettere gli obiettivi di salute.

In definitiva, l'equilibrio tra flessibilità e disciplina nella dieta antinfiammatoria a giorni alterni non è una formula fissa, ma piuttosto un processo dinamico di apprendimento e adattamento. Ascoltare attentamente il proprio corpo, rimanere aperti all'esplorazione e al cambiamento, e trattare ogni esperienza come un'opportunità di crescita possono trasformare la dieta in un percorso gratificante verso la salute e il benessere. Questo approccio bilanciato non solo rende la dieta più gestibile e piacevole ma pone le basi per un impegno duraturo verso uno stile di vita salutare.

Risorse aggiuntive per approfondire e sostenere il viaggio

L'accesso a risorse aggiuntive è essenziale per chiunque intraprenda il percorso verso una vita più sana attraverso la dieta antinfiammatoria a giorni alterni. Queste risorse non solo arricchiscono la comprensione e l'applicazione dei principi dietetici ma offrono anche il sostegno necessario per navigare le sfide e celebrare i successi lungo il cammino. Esplorare una varietà di strumenti e materiali può aiutare a mantenere l'impegno, stimolare l'innovazione nella preparazione dei pasti e rafforzare la rete di supporto personale.

Libri e pubblicazioni scientifiche specifiche sulla nutrizione antinfiammatoria offrono una base di conoscenza approfondita sui meccanismi attraverso cui l'alimentazione influisce sull'infiammazione nel corpo. Questi testi possono variare da quelli più tecnici, adatti a chi desidera una comprensione dettagliata dei processi biologici, a guide pratiche con consigli su come adattare la dieta alle esigenze individuali. La lettura di studi di caso e ricerche può anche fornire prove concrete dei benefici della dieta antinfiammatoria, rafforzando così la motivazione.

Blog, siti web e canali social dedicati alla nutrizione e al benessere sono risorse inestimabili per chi cerca ispirazione quotidiana e consigli pratici. Molti di questi spazi online offrono ricette creative, suggerimenti per la gestione dello stile di vita e testimonianze personali che possono fornire nuove idee e rassicurazione. L'interazione con queste piattaforme permette anche di rimanere aggiornati sulle ultime scoperte e tendenze nel campo della nutrizione antinfiammatoria.

Le app mobili per la pianificazione dei pasti, il tracking nutrizionale e il monitoraggio dell'attività fisica sono strumenti pratici che facilitano la quotidiana adesione alla dieta antinfiammatoria. Queste applicazioni possono aiutare a tenere traccia dell'assunzione di cibo, dell'apporto di nutrienti e dell'esercizio fisico, offrendo al contempo feedback e suggerimenti personalizzati per migliorare le abitudini di vita.

I webinar, i workshop e i corsi online offerti da esperti nel campo della nutrizione e del benessere offrono opportunità di apprendimento interattivo e approfondito. Partecipare a questi eventi educativi può non solo ampliare la conoscenza ma anche offrire l'opportunità di porre domande specifiche e ricevere consigli su misura dai professionisti.

Infine, le comunità online e i gruppi di supporto giocano un ruolo fondamentale nel fornire un senso di appartenenza e incoraggiamento. Questi spazi consentono di condividere esperienze, successi e sfide con altri che stanno vivendo percorsi simili, offrendo un livello di comprensione e sostegno che può essere difficile da trovare altrove.

La combinazione di queste risorse aggiuntive crea una rete di supporto complessiva che arricchisce il viaggio verso la salute attraverso la dieta antinfiammatoria. Avere accesso a una varietà di strumenti e comunità assicura che ogni individuo possa trovare le risorse più adatte alle proprie esigenze e preferenze, rendendo il percorso verso il benessere più informato, sostenibile e gratificante.

Creare una comunità di supporto per condividere esperienze e ricette

Creare una comunità di supporto per condividere esperienze e ricette è un elemento chiave nel rendere sostenibile e gratificante la transizione verso una dieta antinfiammatoria a giorni alterni come stile di vita. Questo tipo di comunità offre non solo sostegno emotivo e motivazionale ma anche una ricca fonte di informazioni pratiche, suggerimenti e ispirazione culinaria, essenziale per mantenere fresco e interessante il percorso alimentare.

Il primo passo nella creazione di una comunità di supporto può iniziare con l'avvicinamento a familiari e amici, condividendo con loro i benefici e le conoscenze acquisite sulla dieta antinfiammatoria. Questo non solo aiuta a costruire una rete di supporto immediato ma può anche incoraggiare altri a prendersi cura della propria salute. Organizzare incontri di gruppo, sia virtuali sia fisici, dove i membri possono condividere pasti, ricette e consigli, crea un senso di appartenenza e rende il viaggio verso il benessere un'esperienza condivisa.

L'utilizzo dei social media e di piattaforme online è un altro modo efficace per espandere la comunità, raggiungendo individui da tutto il mondo che condividono gli stessi obiettivi di salute. Creare un blog o un gruppo su piattaforme come Facebook o Instagram permette di condividere aggiornamenti, successi, sfide e ricette, ricevendo feedback e incoraggiamento da una comunità più ampia. Questi spazi online possono diventare fonti inestimabili di ispirazione e un luogo dove trovare consigli pratici su come superare le sfide comuni.

La partecipazione a forum e chat dedicati alla nutrizione e alla salute è un altro modo per connettersi con persone che hanno interessi simili. Questi ambienti permettono lo scambio di informazioni scientifiche, consigli pratici e supporto emotivo, aiutando i membri a sentirsi meno isolati nel loro percorso di cambiamento dello stile di vita.

Incoraggiare la condivisione di ricette all'interno della comunità è particolarmente prezioso. Le ricette possono variare da alternative creative a piatti tradizionali a nuove idee che incorporano ingredienti antinfiammatori. Questo scambio culturale e culinario non solo arricchisce la dieta di ciascuno ma promuove anche l'apprendimento e l'esplorazione di nuove culture alimentari, mantenendo vivo l'interesse per il cibo sano.

Infine, organizzare eventi comunitari, come workshop di cucina, lezioni di nutrizione o incontri di gruppo per camminate e attività fisiche, può rafforzare i legami all'interno della comunità e offrire ulteriori opportunità di apprendimento e condivisione. Queste attività non solo sostengono lo stile di vita antinfiammatorio ma rafforzano anche il senso di appartenenza e il supporto reciproco.

In sintesi, la creazione di una comunità di supporto per condividere esperienze e ricette è fondamentale per navigare con successo la transizione verso una dieta antinfiammatoria a giorni alterni. Questa comunità fornisce non solo sostegno emotivo e motivazione ma anche risorse pratiche e conoscenze che arricchiscono l'esperienza di ciascun individuo, rendendo lo stile di vita antinfiammatorio una scelta sostenibile e piacevole nel lungo termine.

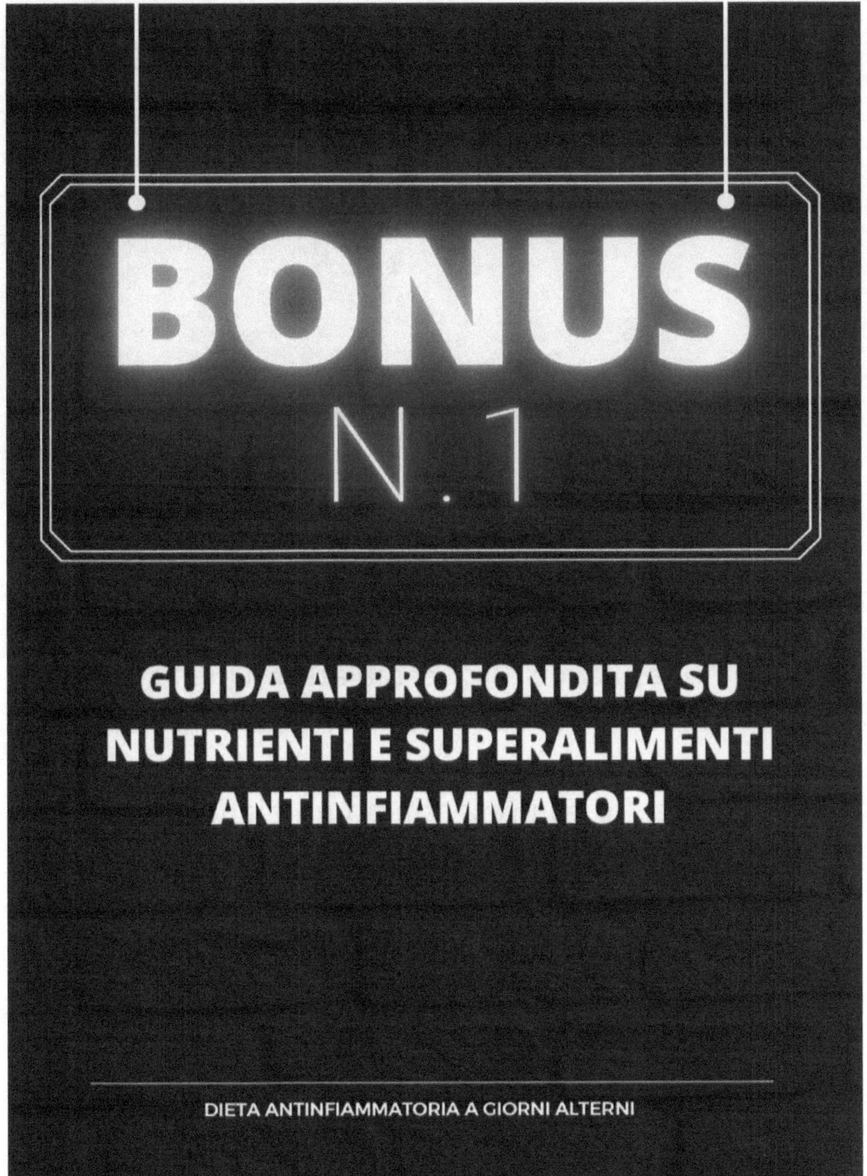

BONUS
N.1
GUIDA APPROFONDITA SU NUTRIENTI E SUPERALIMENTI ANTINFIAMMATORI
DIETA ANTINFIAMMATORIA A GIORNI ALTERNI

Bonus 1: Guida Approfondita su Nutrienti e Superalimenti Antinfiammatori

Elenco Dettagliato dei Superalimenti

Nel panorama dell'alimentazione sana, i superalimenti antinfiammatori occupano un posto di rilievo per il loro contributo essenziale nel combattere l'infiammazione, un processo biologico che, se cronico, può essere alla base di molteplici disturbi e malattie. Questi alimenti, ricchi di nutrienti chiave come gli omega-3, antiossidanti e fibre, offrono un'ampia gamma di benefici per la salute. Di seguito, vi presentiamo un elenco dettagliato di alcuni dei superalimenti più efficaci nel contrastare l'infiammazione, con suggerimenti pratici su come incorporarli nella vostra dieta quotidiana.

Salmone Selvatico

Il salmone selvatico è una fonte eccellente di omega-3, acidi grassi essenziali noti per le loro proprietà antinfiammatorie. Consumare salmone può aiutare a ridurre l'infiammazione e a migliorare la salute cardiovascolare. Integrare nella dieta 2-3 porzioni a settimana, preferibilmente cucinato al vapore, al forno o alla griglia, è un ottimo modo per godere dei suoi benefici.

Bacche (Fragole, Mirtilli, Lamponi)

Le bacche sono superalimenti ricchi di antiossidanti, in particolare la vitamina C e i flavonoidi, che combattono l'infiammazione e proteggono le cellule dai danni. Consumate regolarmente, possono contribuire a ridurre il rischio di malattie croniche. Includetele nelle vostre colazioni, come parte di smoothies, yogurt o semplicemente come snack.

Curcuma

La curcuma contiene la curcumina, un composto con potenti effetti antinfiammatori e antiossidanti. Aggiungere la curcuma ai piatti non solo ne arricchisce il sapore ma contribuisce anche a ridurre l'infiammazione. Per migliorarne l'assorbimento, accompagnatela con un pizzico di pepe nero.

Semi di Lino e Chia

Questi semi sono una fonte vegetale di omega-3 e fibre, entrambi nutrienti essenziali per mantenere bassi i livelli di infiammazione. Possono essere aggiunti a smoothies, yogurt o insalate per un incremento di fibre e acidi grassi antinfiammatori.

Spinaci e Cavolo Riccio (Kale)

Verdure a foglia verde scuro come spinaci e cavolo riccio sono ricchi di vitamine, minerali e antiossidanti, in particolare la vitamina K, che ha dimostrato di aiutare a ridurre l'infiammazione. Integrate queste verdure nei pasti quotidiani, in insalate, frullati o come contorni.

Olio Extra Vergine di Oliva

L'olio extra vergine di oliva è ricco di polifenoli e oleocantale, composti che hanno dimostrato di avere effetti antinfiammatori simili a quelli dell'ibuprofene. Usatelo come condimento per insalate o per cucinare a basse temperature.

Noci e Mandorle

Le noci e le mandorle sono ricche di grassi salutari, vitamina E e magnesio, tutti nutrienti che supportano la riduzione dell'infiammazione. Uno snack di una manciata di noci o mandorle al giorno può contribuire a mantenere l'infiammazione sotto controllo.

Integrare questi superalimenti nella vostra dieta quotidiana può essere un passo significativo verso una vita più sana e lontana dall'infiammazione cronica. Tuttavia, è importante ricordare che nessun alimento può compensare uno stile di vita non salutare. Una dieta equilibrata, ricca di una varietà di alimenti antinfiammatori, unita a regolare attività fisica e adeguato riposo, è fondamentale per mantenere l'infiammazione a bada e promuovere il benessere generale.

Ricette e Suggerimenti per l'Uso

L'adozione di una dieta antinfiammatoria non richiede solo la conoscenza dei superalimenti che combattono l'infiammazione, ma anche la capacità di incorporarli in maniera creativa e gustosa nella propria alimentazione quotidiana. Proporre ricette innovative e allo stesso tempo semplici da preparare può fare la differenza nel lungo termine, mantenendo alta la motivazione e garantendo varietà e piacere a tavola. Qui di seguito, trovate altre idee culinarie e suggerimenti pratici per arricchire i vostri pasti con alimenti antinfiammatori, trasformando la dieta in un viaggio gastronomico salutare e delizioso.

Smoothie Antinfiammatorio alle Bacche e Semi di Chia

Gli smoothies rappresentano un modo eccellente e veloce per consumare una grande varietà di superalimenti. Per un potente inizio di giornata, provate uno smoothie che combina mirtilli, fragole, un cucchiaio di semi di chia e una bevanda vegetale a scelta. I mirtilli e le fragole apportano antiossidanti e un delizioso sapore dolce, mentre i semi di chia aggiungono omega-3 e una consistenza soddisfacente. Per un tocco extra, aggiungete un cucchiaino di polvere di curcuma e un pizzico di pepe nero per massimizzare gli effetti antinfiammatori.

Insalata Mediterranea con Salmone e Olio Extra Vergine di Oliva

Un'insalata ricca e colorata può servire come un pasto completo, soprattutto se arricchita con salmone alla griglia, ricco di omega-3. Unite spinaci freschi, pomodorini, cetrioli, olive e un po' di cipolla rossa per una base ricca di nutrienti. Condite con olio extra vergine di oliva, succo di limone, sale e pepe per esaltarne i sapori. L'olio extra vergine di oliva non solo aggiunge un profondo aroma ma incorpora anche polifenoli antinfiammatori nel piatto.

Curry Vegetariano con Curcuma e Verdure Miste

Il curry è un piatto versatile che permette di sperimentare con diversi superalimenti. Preparate un curry vegetariano utilizzando latte di cocco come base e arricchito con curcuma, zenzero fresco e aglio per un potente effetto antinfiammatorio. Aggiungete una varietà di verdure come cavolfiore, carote e spinaci per un pasto ricco di fibre e nutrienti. Servite con un contorno di riso integrale per completare il pasto con un tocco di complessità aromatica e benefici nutrizionali aggiuntivi.

Snack Salutari: Noci e Mandorle Tostate con Spezie

Gli snack sono fondamentali per mantenere l'energia durante la giornata. Invece di optare per opzioni confezionate e potenzialmente pro-infiammatorie, preparate in casa una miscela di noci e mandorle tostate. Mescolatele con un pizzico di sale marino, curcuma e un filo di olio extra vergine di oliva, quindi tostatele leggermente in forno. Questo snack non solo sazierà la vostra fame ma vi fornirà anche una dose salutare di grassi antinfiammatori e antiossidanti.

Suggerimenti per l'Uso Quotidiano

- Sostituite gli oli vegetali raffinati con olio extra vergine di oliva per condire insalate o per cotture a bassa temperatura.

- Aggiungete semi di lino macinati ai vostri yogurt o cereali per una spinta di omega-3.

- Incorporate spezie antinfiammatorie come curcuma e zenzero nelle vostre ricette quotidiane, non solo per i loro benefici per la salute ma anche per arricchire i sapori dei piatti.

- Scegliete frutta e verdura di diversi colori per garantire un'ampia gamma di antiossidanti e nutrienti in ogni pasto.

Come e Perché Funzionano

La dieta e la nutrizione giocano un ruolo fondamentale nella regolazione dell'infiammazione nel corpo, un processo che, se ben gestito, può contribuire a ridurre il rischio di molte malattie croniche e promuovere la salute generale. I superalimenti antinfiammatori sono ricchi di nutrienti chiave che agiscono direttamente sui meccanismi dell'infiammazione, offrendo un approccio naturale per sostenere il benessere.

I nutrienti antinfiammatori, come gli omega-3, gli antiossidanti e le fibre, hanno ciascuno un meccanismo specifico attraverso il quale riducono l'infiammazione:

Gli Omega-3 presenti nel salmone, nei semi di lino e in altri alimenti sono acidi grassi essenziali che riducono la produzione di sostanze infiammatorie chiamate eicosanoidi e citochine. Questi acidi grassi migliorano la funzionalità delle membrane cellulari, influenzando positivamente la comunicazione tra le cellule del sistema immunitario.

Gli antiossidanti come vitamine (come la C e la E), minerali (come il selenio e lo zinco) e fitonutrienti (come i flavonoidi e i carotenoidi) agiscono neutralizzando i radicali liberi, molecole instabili che possono danneggiare le cellule e innescare processi infiammatori. Gli antiossidanti aiutano a prevenire il danno cellulare e a ridurre il rischio di sviluppare malattie croniche.

Le fibre presenti nella frutta, verdura e cereali integrali contribuiscono a regolare la risposta infiammatoria modulando la composizione e la funzione del microbiota intestinale. Un intestino sano è cruciale per un sistema immunitario equilibrato e per la prevenzione dell'infiammazione cronica.

Inoltre, i superalimenti antinfiammatori influenzano positivamente il sistema immunitario rafforzando le sue difese e prevenendo reazioni infiammatorie eccessive o inappropriate. Questo equilibrio aiuta a ridurre il rischio di malattie croniche come malattie cardiovascolari, diabete di tipo 2, obesità, artrite e alcune forme di cancro, tutte condizioni associate a stati infiammatori cronici.

Per massimizzare i benefici antinfiammatori dei superalimenti, è essenziale adottare un approccio equilibrato alla nutrizione:

Consumare una vasta gamma di superalimenti antinfiammatori assicura l'assunzione di diversi nutrienti essenziali, promuovendo una dieta bilanciata e prevenendo carenze nutrizionali.

Pur essendo ricchi di nutrienti benefici, alcuni superalimenti possono essere calorici. È importante bilanciare il loro consumo con le esigenze energetiche individuali per mantenere un peso corporeo sano.

Oltre a una dieta antinfiammatoria, è fondamentale adottare uno stile di vita sano, che includa attività fisica regolare, gestione dello stress e un sonno adeguato, per ottimizzare i benefici sulla salute.

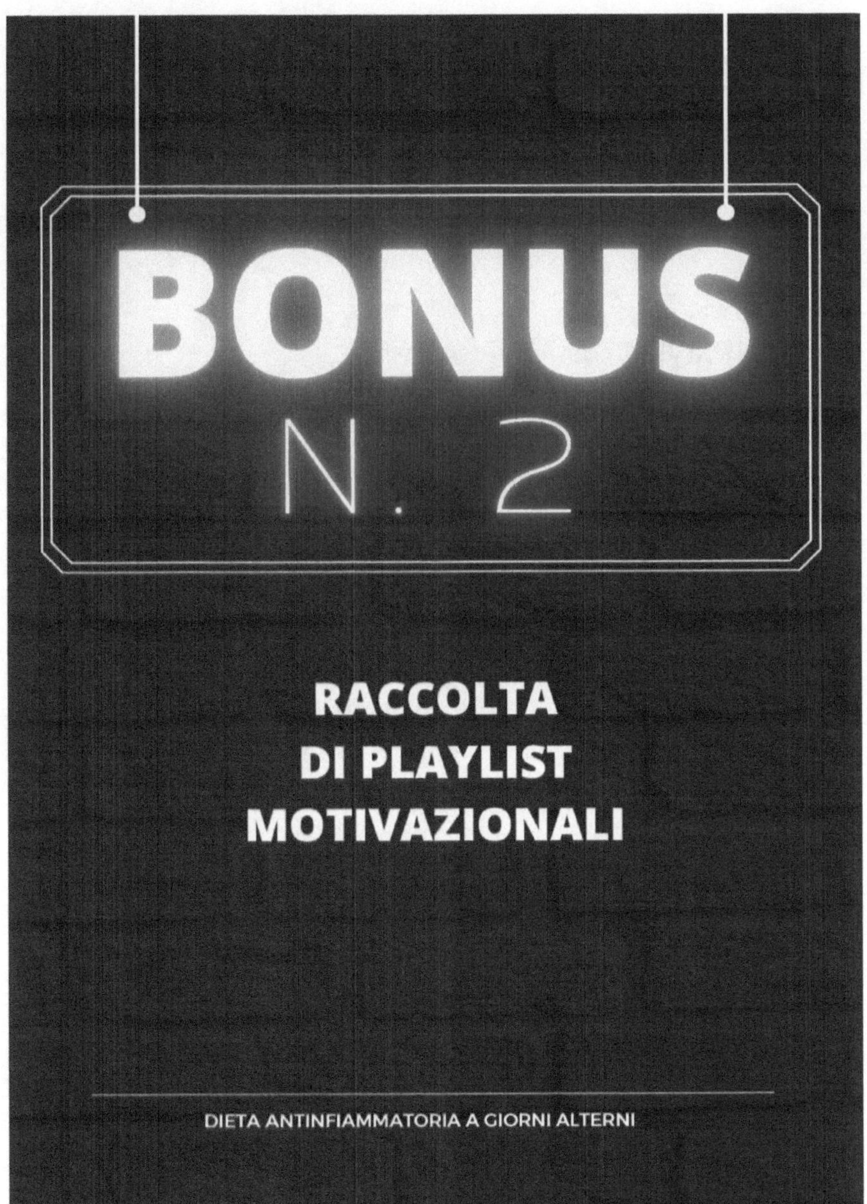
BONUS
N. 2
RACCOLTA
DI PLAYLIST
MOTIVAZIONALI
DIETA ANTINFIAMMATORIA A GIORNI ALTERNI

Bonus 2: Raccolta di Playlist Motivazionali

Diverse Playlist per Varie Attività

La musica ha il potente effetto di influenzare il nostro umore, la nostra energia e persino la nostra produttività. Creare playlist specifiche per diversi tipi di attività può aiutare a massimizzare questi effetti, offrendo la colonna sonora perfetta per ogni momento della giornata. Che si tratti di un allenamento intenso, della preparazione dei pasti o di momenti dedicati al relax, la selezione musicale giusta può trasformare completamente l'esperienza. Di seguito, esploreremo come curare playlist specifiche per varie attività, fornendo consigli su come i lettori possono sfruttare al meglio la musica per arricchire la loro routine quotidiana.

Per gli allenamenti intensi, la musica con un battito veloce e ritmi incalzanti è ideale per mantenere alta l'energia e la motivazione. Brani con BPM (battiti per minuto) elevati e ritornelli energici possono aiutare a spingere oltre i propri limiti, rendendo l'allenamento non solo più efficace ma anche più godibile. La chiave è selezionare canzoni che ispirano al movimento e al superamento, trasformando la fatica fisica in una sfida entusiasmante.

Per pratiche invece più meditative come lo yoga, la musica può svolgere un ruolo cruciale nel creare l'ambiente giusto per il rilassamento e la concentrazione. Brani con suoni della natura, melodie dolci o ritmi lenti sono perfetti per accompagnare la respirazione e le sequenze di movimento. Questa musica aiuta a distogliere la mente dalle distrazioni quotidiane, facilitando un maggiore stato di presenza e connessione con il proprio io interiore.

La cucina può trasformarsi in un momento di puro divertimento con l'accompagnamento musicale giusto. Scegliere brani allegri e ritmati può rendere la preparazione dei pasti un'attività rilassante e creativa, stimolando la gioia di cucinare. La musica può essere un ottimo modo per rendere questo momento quotidiano un'occasione per danzare tra i fornelli, trasformando le routine culinarie in momenti di festa e condivisione.

Per le camminate o le attività all'aperto, la musica può essere un compagno che arricchisce l'esperienza, rendendola più piacevole e stimolante. Playlist che combinano brani energici con altri più riflessivi possono riflettere il ritmo variabile dell'attività fisica all'aperto, accompagnando l'esplorazione di paesaggi e scenari naturali. Questo mix musicale può motivare a continuare l'esplorazione e ad apprezzare la bellezza dell'ambiente circostante.

Infine, per i momenti dedicati al relax, la musica può giocare un ruolo chiave nel facilitare il distacco dalle tensioni quotidiane. Selezionare brani con melodie soavi, armonie delicate e un ritmo pacato può aiutare a calmare la mente e il corpo, preparando alla fase di riposo. Questa musica può diventare il sottofondo ideale per la lettura, il bagno serale o semplicemente per momenti di quiete e riflessione.

Curare playlist specifiche per queste diverse attività significa avere sempre a disposizione la colonna sonora perfetta per ogni momento della giornata. Consente di sfruttare al meglio il potere della musica per migliorare il benessere, aumentare la produttività e trasformare le attività quotidiane in esperienze più ricche e soddisfacenti. Con la musica giusta, ogni momento può diventare un'occasione speciale, arricchendo la vita quotidiana con note di gioia e ispirazione.

Consigli su Come Utilizzare la Musica per la Motivazione

La musica possiede un'incredibile capacità di influenzare le nostre emozioni, i nostri stati d'animo e persino il nostro rendimento in varie attività. Può servire come fonte di motivazione, strumento di concentrazione e mezzo per migliorare l'efficienza sia nell'esercizio fisico che nelle attività cognitive. Capire come utilizzare strategicamente la musica può trasformare completamente l'approccio a compiti, allenamenti e momenti di relax. Di seguito, vengono esplorate alcune strategie su come impiegare al meglio la musica per raggiungere questi obiettivi, con un focus su ritmo, genere e intensità.

Il ritmo della musica, misurato in battiti per minuto (BPM), può essere allineato con il tipo di attività che si sta svolgendo. Per esercizi ad alta intensità come la corsa o il sollevamento pesi, brani con un BPM elevato (da 120 a 160) possono aiutare a mantenere un ritmo sostenuto, incrementando l'energia e la resistenza. Durante attività più moderate come camminare o lo yoga, brani con un ritmo più lento (da 60 a 100 BPM) possono promuovere il rilassamento e la concentrazione, favorendo un flusso costante di movimento.

Il genere musicale gioca un ruolo chiave nell'adattare la playlist all'attività in questione. La musica elettronica o l'hip-hop, con i loro ritmi marcanti e le basi potenti, sono ideali per gli allenamenti intensi, offrendo quella spinta motivazionale necessaria per superare i propri limiti. Per compiti che richiedono concentrazione, come lo studio o il lavoro, generi come il jazz, la musica classica o il lo-fi hip-hop possono creare un ambiente sonoro stimolante ma non invasivo, che favorisce la focalizzazione. Durante la meditazione o il relax, la musica ambientale, i suoni della natura o la musica meditativa possono aiutare a distendere la mente e preparare il corpo al riposo.

L'intensità della musica non dovrebbe sovrastare la natura dell'attività svolta. Durante l'esercizio fisico, brani energici e vigorosi possono elevare la motivazione e l'intensità dell'allenamento. Tuttavia, per attività che richiedono una maggiore concentrazione o momenti di relax, è preferibile optare per musiche con un'intensità più bassa, che accompagnino l'attività senza distrarre. L'obiettivo è che la musica funga da supporto, non da ostacolo, all'attività in corso.

Associare specifiche playlist a determinate routine può rafforzare l'abitudine e la motivazione a svolgere quelle attività. La ripetizione di determinate tracce musicali durante specifici compiti o esercizi può creare un legame psicologico che rende più semplice l'ingresso nello stato mentale desiderato per quella particolare attività.

Incorporare strategicamente la musica nelle diverse sfere della vita quotidiana non solo può migliorare l'umore e la motivazione ma può anche trasformare l'approccio alle attività, rendendole più piacevoli e produttive. Selezionando accuratamente la musica in base al ritmo, al genere e all'intensità, è possibile creare un ambiente che favorisca il raggiungimento degli obiettivi personali e professionali.

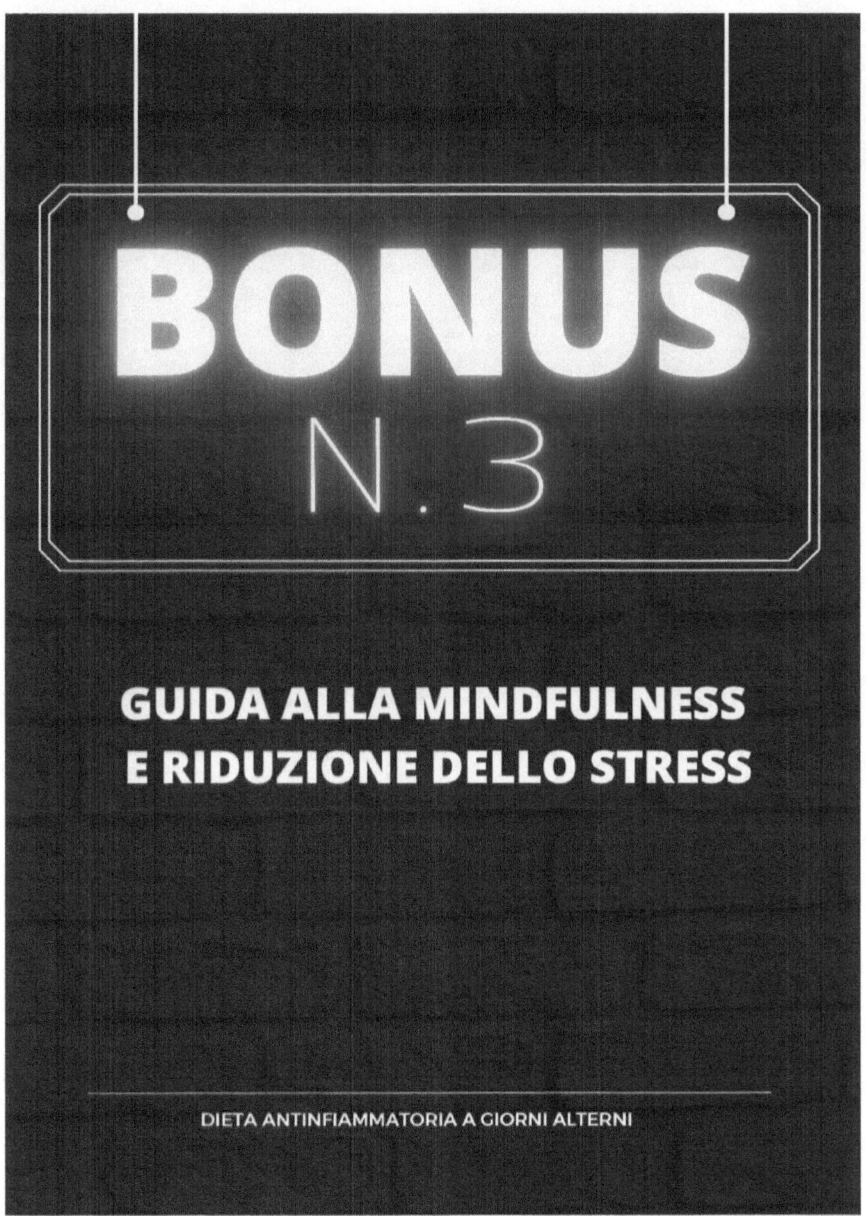

BONUS
N.3
GUIDA ALLA MINDFULNESS
E RIDUZIONE DELLO STRESS
DIETA ANTINFIAMMATORIA A GIORNI ALTERNI

Bonus 3: Guida alla Mindfulness e Riduzione dello Stress

Tecniche di Base di Mindfulness

La mindfulness, o la pratica della piena consapevolezza, è un potente strumento per ridurre lo stress e l'infiammazione nel corpo, promuovendo un senso di pace e benessere generale. Attraverso tecniche semplici ma efficaci come la meditazione guidata, la consapevolezza respiratoria e la scansione corporea, è possibile coltivare un maggiore equilibrio emotivo e fisico. Queste pratiche, facilmente integrabili nella routine quotidiana, offrono un rifugio dalla frenesia della vita moderna, permettendo di riconnettersi con il momento presente e con il proprio io interiore. Di seguito, esploriamo come ciascuna di queste tecniche può contribuire a mitigare lo stress e l'infiammazione.

Meditazione Guidata

La meditazione guidata è un ottimo punto di partenza per chi è nuovo alla mindfulness. Attraverso l'ascolto di registrazioni che guidano passo dopo passo nel processo meditativo, i principianti possono trovare più facile entrare in uno stato di rilassamento profondo. Questa tecnica spesso incorpora visualizzazioni, affermazioni positive o istruzioni specifiche per il rilassamento, aiutando la mente a distaccarsi dai pensieri stressanti e dalle preoccupazioni quotidiane. La meditazione guidata può ridurre significativamente i livelli di stress, abbassando la produzione di cortisolo, l'ormone dello stress, e promuovendo una risposta di rilassamento nel corpo che, a sua volta, può ridurre l'infiammazione.

Consapevolezza Respiratoria

La consapevolezza respiratoria è una pratica di mindfulness fondamentale che consiste nel prestare attenzione al proprio respiro, osservando senza giudizio come l'aria entra ed esce dal corpo. Questo esercizio aiuta a centrare la mente, riducendo la tendenza a rimuginare su pensieri o preoccupazioni. Concentrandosi sul respiro, si attiva il sistema nervoso parasimpatico, responsabile della risposta di rilassamento del corpo. Questo non solo calma la mente ma aiuta anche a ridurre la tensione fisica e l'infiammazione, poiché lo stress psicologico è direttamente collegato a reazioni infiammatorie nel corpo.

Scansione Corporea

La scansione corporea è una pratica che incoraggia la consapevolezza e l'accettazione del proprio corpo, invitando a prestare attenzione sistematica a diverse parti del corpo, da capo a piedi, notando qualsiasi sensazione senza cercare di cambiarla. Questo esercizio può aiutare a identificare aree di tensione e stress fisico, promuovendo un rilassamento profondo quando si rilascia consapevolmente quella tensione. La scansione corporea non solo aiuta a ridurre lo stress e a migliorare il sonno, ma può anche avere un effetto antinfiammatorio, dato che il rilassamento fisico si traduce in una diminuzione dei segnali infiammatori nel corpo.

Benefici a Lungo Termine

Praticare regolarmente queste tecniche di mindfulness può avere effetti benefici duraturi sulla salute mentale e fisica. Oltre a ridurre lo stress e l'infiammazione, la mindfulness può migliorare la qualità del sonno, aumentare la concentrazione, ridurre la pressione sanguigna e migliorare il sistema immunitario. Integrando la meditazione guidata, la consapevolezza respiratoria e la scansione corporea nella routine quotidiana, si può coltivare un senso di pace interiore e benessere che contribuisce a una vita più sana e armoniosa.

Incorporare la mindfulness nella propria vita non richiede attrezzature speciali o investimenti significativi di tempo; bastano pochi minuti al giorno per iniziare a sperimentarne i benefici. Con pratica e dedizione, queste tecniche possono diventare un rifugio sicuro dallo stress quotidiano, offrendo strumenti preziosi per navigare le sfide della vita con maggiore serenità e resilienza.

Esercizi Pratici e Scenari

Nella vita quotidiana, spesso ci si trova di fronte a situazioni stressanti che possono mettere a dura prova l'equilibrio emotivo e fisico. L'adozione di strategie di mindfulness può offrire un approccio efficace per gestire tali momenti, consentendoci di affrontare lo stress in modo più calmo e centrato. Qui di seguito, vengono proposti esercizi pratici e scenari che illustrano come applicare la mindfulness per navigare attraverso situazioni stressanti comuni, fornendo strumenti utili per gestire lo stress in tempo reale.

Scenario 1: Sovraccarico di Lavoro

Esercizio Pratico: Respiro Focale di Un Minuto

Quando ci si sente sopraffatto dal lavoro, concedersi un minuto di pausa per concentrarsi sul proprio respiro. Chiudere gli occhi e inspirare lentamente contando fino a quattro, poi espirare contando fino a quattro. Concentrarsi esclusivamente sul ritmo del respiro, permettendo ai pensieri di passare. Questo breve esercizio può aiutare a riacquistare la calma e la chiarezza mentale, rendendosi più in grado di affrontare le sfide lavorative con rinnovata energia.

Scenario 2: Conflitti Interpersonali

Esercizio Pratico: La Pausa Consapevole

Di fronte a un conflitto interpersonale, prendersi un momento per fare una pausa consapevole prima di reagire. Fare un respiro profondo e chiedersi: "Qual è la mia intenzione in questo momento?" Riflettere su come si desidera che la situazione si risolva e su quale potrebbe essere la risposta più costruttiva. Questa pausa permette di rispondere piuttosto che reagire impulsivamente, favorendo risposte più misurate e consapevoli.

Scenario 3: Ansia da Prestazione

Esercizio Pratico: Ancoraggio ai Sensi

Se l'ansia da prestazione assale prima di un evento importante, come una presentazione o un esame, utilizzare la tecnica dell'ancoraggio ai sensi. Identificare cinque cose che si vedono, quattro cose che si possono toccare, tre cose che si possono sentire, due cose che si possono odorare e una cosa che si può assaggiare. Questo esercizio aiuta a radicarsi nel presente, riducendo l'ansia e aumentando la concentrazione e la sicurezza in sé stessi.

Scenario 4: Difficoltà ad Addormentarsi

Esercizio Pratico: Scansione Corporea per il Rilassamento

Quando si trova difficile addormentarsi a causa dello stress, provare una scansione corporea per rilassare la mente e il corpo. Distesi nel letto, portare l'attenzione a ogni parte del corpo, iniziando dai piedi e risalendo fino alla testa. Osservare ogni area per qualche istante, rilasciando consapevolmente qualsiasi tensione man mano che si procede. Questa tecnica favorisce il rilassamento profondo, facilitando l'ingresso in uno stato di sonno.

Scenario 5: Gestione dello Stress Quotidiano

Esercizio Pratico: Diario di Gratitudine

Incorporare nella routine la pratica di scrivere un diario di gratitudine. Ogni sera, dedicare alcuni minuti a riflettere e annotare tre cose per cui si è grati quel giorno. Questo esercizio aiuta a spostare l'attenzione dalle preoccupazioni quotidiane agli aspetti positivi della vita, riducendo lo stress e promuovendo un senso di benessere complessivo.

Questi esercizi pratici e scenari offrono strumenti accessibili per applicare la mindfulness in situazioni stressanti comuni, aiutandosi a gestire lo stress in tempo reale con maggiore serenità. La pratica regolare della mindfulness non solo migliora la gestione dello stress ma contribuisce anche a una maggiore consapevolezza di sé e a una qualità di vita migliorata.

Benefici a Lungo Termine

La pratica regolare della mindfulness, un approccio meditativo volto a mantenere l'attenzione sul momento presente con accettazione, offre una vasta gamma di benefici che vanno oltre la semplice riduzione dello stress. Gli effetti positivi si estendono alla salute mentale, alla qualità del sonno e alla riduzione dell'infiammazione cronica, contribuendo a un miglioramento complessivo del benessere. Questi benefici a lungo termine della mindfulness sono supportati da una crescente base di evidenze scientifiche e testimonianze personali.

La pratica costante della mindfulness ha dimostrato di migliorare significativamente la salute mentale, riducendo sintomi di ansia, depressione e disturbi emotivi. Uno studio pubblicato nel "Journal of Clinical Psychiatry" ha rivelato che la meditazione mindfulness può ridurre i sintomi della depressione quasi quanto gli antidepressivi tradizionali in alcuni pazienti. La capacità di osservare i propri pensieri e sentimenti senza giudizio permette alle persone di distanziarsi dalle spirali negative, favorendo una maggiore stabilità emotiva e resilienza psicologica.

La pratica della mindfulness migliora anche la qualità del sonno, aiutando a combattere l'insonnia e a promuovere un riposo notturno più ristoratore. La scansione corporea e la meditazione guidata prima di coricarsi, ad esempio, sono tecniche efficaci per calmare la mente e preparare il corpo al sonno. Uno studio pubblicato nel "JAMA Internal Medicine" ha dimostrato che i partecipanti che praticavano la mindfulness mostravano miglioramenti significativi nella qualità del sonno rispetto a quelli che non la praticavano, evidenziando come una maggiore consapevolezza del momento presente possa facilitare il transito verso il sonno.

Forse meno intuitivo ma altrettanto importante è l'effetto della mindfulness sulla riduzione dell'infiammazione cronica, un fattore alla base di numerose malattie croniche. La pratica regolare della mindfulness può diminuire i livelli di marcatori infiammatori nel corpo, come dimostrato da studi che hanno esaminato l'impatto della meditazione sulla risposta infiammatoria. Un esempio è lo studio pubblicato nel "Brain, Behavior, and Immunity", che ha rilevato come un corso di otto settimane di mindfulness riducesse significativamente i livelli di proteina C-reattiva, un indicatore di infiammazione nel corpo.

In sintesi, la pratica regolare della mindfulness offre benefici a lungo termine che trascendono la mera gestione dello stress, incidendo positivamente sulla salute mentale, sul riposo notturno e sulla riduzione dell'infiammazione cronica.

BONUS N.4

PIANI DI SOSTITUZIONE PER ALLERGIE E INTOLLERANZE

DIETA ANTINFIAMMATORIA A GIORNI ALTERNI

Bonus 4: Piani di Sostituzione per Allergie e Intolleranze

Liste di Sostituzione Personalizzate

Nell'era dell'alimentazione consapevole, la gestione delle allergie e delle intolleranze alimentari è diventata una priorità per molte persone. Avere a disposizione liste di sostituzioni alimentari personalizzate può fare la differenza nel mantenere una dieta sana ed equilibrata, pur evitando gli alimenti che causano reazioni avverse. Di seguito, verranno presentate sostituzioni dettagliate per alcune delle allergie e intolleranze più comuni, insieme a consigli pratici su come leggere le etichette degli alimenti e prevenire le contaminazioni incrociate.

Sostituzioni per l'Intolleranza al Glutine

Il glutine è una proteina presente in grani come frumento, orzo e segale. Per coloro che soffrono di celiachia o di sensibilità al glutine non-celiaca, è fondamentale evitare il glutine in tutte le sue forme. Ecco alcune sostituzioni:

Utilizzare farine senza glutine come quella di riso, di cocco, di mandorle o di avena certificata senza glutine per la panificazione e altre preparazioni.

Scegliere alternative senza glutine come pasta di riso, quinoa o legumi e cereali per la colazione etichettati come privi di glutine.

Sostituzioni per l'Intolleranza al Lattosio

L'intolleranza al lattosio si verifica quando il corpo non produce abbastanza lattasi, l'enzima necessario per digerire il lattosio, lo zucchero presente nei prodotti lattiero-caseari.

Optare per latte vegetale come latte di mandorla, cocco, riso o avena. Molti di questi prodotti sono arricchiti con calcio e vitamina D, nutrienti importanti che si trovano naturalmente nel latte di mucca.

Esplorare le alternative senza lattosio o a base vegetale disponibili sul mercato, che spesso imitano il sapore e la consistenza dei loro corrispondenti tradizionali.

Sostituzioni per le Allergie alla Frutta a Guscio

Le allergie alla frutta a guscio possono essere tra le più pericolose, con reazioni che vanno dal lieve disagio anafilattico.

Al posto dei burri di frutta a guscio, come il burro di arachidi, si possono utilizzare burri di semi di girasole o di zucca come alternative sicure e gustose.

Scegliere snack privi di frutta a guscio, leggendo attentamente le etichette per verificare la presenza di tracce di frutta a guscio.

Leggere attentamente le etichette è cruciale per evitare alimenti potenzialmente dannosi. La legislazione in molti paesi richiede che gli allergeni comuni siano chiaramente indicati sull'etichettatura dei prodotti alimentari. È importante cercare non solo l'ingrediente specifico ma anche termini che possono indicare la sua presenza, come "siero di latte" per i prodotti lattiero-caseari o "semola" per quelli che contengono glutine.

Adottando queste sostituzioni e pratiche di sicurezza, è possibile gestire efficacemente le allergie e le intolleranze alimentari, mantenendo una dieta varia e nutriente.

Se pensi che questo libro ti sia piaciuto

e ti abbia aiutato ti chiedo solo

di dedicare pochi secondi a lasciare

una breve recensione su Amazon!

Grazie,

Chloe Bauer